CORELINE AVIEW® Modeler™ 매뉴얼 및 체험판 제공

3D PRINTING USING MEDICAL IMAGES

의료영상을 이용한 3D 프린팅

윤명성 · 김형균 · 오왕균

도서출판 대학서림

머리말 Preface

세상이 편리해지고 기술이 발전할수록 의료와 공학은 더욱더 가까워지고 있습니다. 1980년대 세상에 나온 3D 프린팅 기술은 여러 변화의 과정을 거쳐 정밀성을 갖췄으며, 현재는 의료분야와의 만남으로 새로운 변화를 도모하고 있습니다. 모니터 안에서만 보던 의료영상을 이용하여 이제는 직접 만지고, 눈으로 확인해서 계획을 할 수가 있습니다.

이 책은, 영상의학의 원리를 이해하고, CT, MRI 영상을 이용하여 우리가 원하는 해부학적 구조를 STL로 추출하고 3D 프린팅 하는 과정까지 자세히 나타내고 있습니다. 물론 영상의학의 전반적인 내용과 3D 프린팅 기술의 공학적인 내용을 이 한 권으로 완벽하게 제시하지는 못하였습니다. 하지만, 의료영상을 이용한 3D 프린팅의 기초를 비의료인, 비공학자가 보더라도 쉽게 이해하도록 하였습니다.

초보자가 의료영상을 이용한 3D 프린팅 공부할 때 가장 큰 어려움은, 의료데이터, 3D 프로그램, 3D 프린터 등의 S/W와 H/W 모두 필요합니다. 이 책은 많은 분들의 걱정을 덜기 위해 코어라인 소프트사의 AVIEW-modeler 프로그램의 체험판(30일)을 제공합니다.

AVIEW-modeler는 의료 영상을 3차원 재구성하는 데 있어 매우 훌륭한 프로그램입니다. 이 책을 통하여 빠르고 정확하게 3D modeling을 할 수 있도록 하였습니다.

책을 만드는 일은 생각보다 더 힘들고, 오랜 시간이 소요되었습니다. 이 책을 계획하고 뜻하지 않게 찾아온 질병으로 인하여, 몇 번이고 위기를 겪기도 했지만, 이 책을 같이 집필해 주신 김형균 교수님과, 오왕균 박사님의 아낌없는 지원과 격려에 회복 기간 동안, 한 걸음씩 완성을 향해 나아갈 수 있었습니다.

본 저서의 출판까지 많은 도움이 있었습니다. Medical 3D Printing을 쉽게 접근하도록 체험판을 제공해 주신 코어라인소프트의 최정필 대표님과, 김철중 차장님, 이지원 차장님에게 깊이 감사드립니다. 또한 처음부터 끝까지 꼼꼼히 봐주시고, 노력을 아끼지 않은 대학서림 편집팀과 윤진영 회장님께 진심으로 감사의 인사를 드립니다.

이 책은 계속 수정될 것입니다. 오탈자를 확인하시거나, 피드백을 주시고 싶으신 분, 그리고 3D 프린팅 출력이 필요하신 분은 언제든 메일로 내용을 부탁드립니다. 이 책에 관한 내용이나, 3D 프린팅에 관한 이야기라면 무엇이든 환영합니다.

2020년 12월

「의료영상을 이용한 3D 프린팅」 대표저자 윤명성(yoon5690@naver.com)

차 례 Contents

제 1 부

3D 프린터

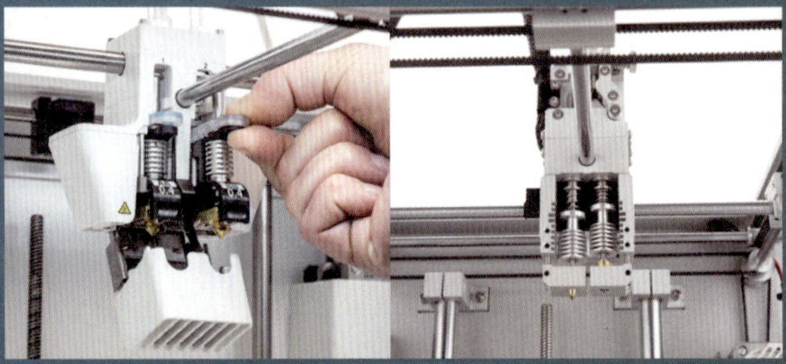

1장

3D 프린팅

1. 3D 프린팅이란?
2. 3D 프린터의 역사와 발전
3. 3D 프린터의 종류
4. 3D 프린터의 필요성

1 3D 프린팅이란?

3D 프린팅은 컴퓨터에 저장되어 있는 디지털 데이터를 바탕으로 3차원의 입체 조형물을 만드는 기술로, 컴퓨터로 그리거나 스캔된 3차원 모형을 한층씩 쌓아 적층하며 3차원 입체 형태로 출력할 수 있는 기술의 총칭이다. 쉽게 말하자면, 디지털 데이터를 이용하여 집에서도 원하는 모형의 3차원 물체를 출력하는 기술인 것이다.

3D 프린터는 종이(2D)프린터와 기본적인 메커니즘이 유사하다. 종이 프린터는 문서나, 사진 등을 종이 위에 잉크를 분사하여 출력하지만 3D 프린터는 디지털 데이터를 분석하여 모델링 된 곳에만 즉, 원하는 곳에 재료를 뿌리면서 적층하는 방식이며 종이프린터와 다르게 Z축(높이)으로 쌓아올려 3차원 입체 방식으로 출력하게 된다.

이렇게 3D 프린터는 기존의 제조방식인 절삭가공과는 반대개념인 적층방식이며, 각 방식마다 장 · 단점들이 있다. 3D 프린팅은 절삭가공 방식과는 달리 재료를 한층씩 쌓아가며 물체를 만든다. 전통적인 제조업에서는 주조, 사출 성형, 절삭가공 방식으로 물건을 만드는데 이는 금형을 제작해 주물을 찍어내고 이를 용접하는 형태이거나 덩어리로 된 재료를 깎아가면서 형상을 만드는 방식이다. 이러한 방식들은 금형만 있으면 제조 라인에서 형태와 크기가 동일한 제품을 대량으로 신속하게 생산이 가능하지만, 금형을 제작하고 공정을 갖추는 데 경제적으로 많이 비용이 발생하여 소량생산에는 적합하지 않다. 반면 원하는 형상을 언제 어디서든 만들어 낼 수 있는 3D 프린팅은 기존 제조방식의 많은 단점을 보완할 수 있으며, 출력 중 설계 오류를 발견한 경우 제품 디자인과 모델링을 수정하면 손쉽게 다시 제작할 수 있기 때문에 기존의 전통적인 제조 방식과 같이 별도의 금형을 제작하거나 여러 가지 기계를 사용해야 하는 가공 공정이 대폭 줄어들어 그만큼 비용과 시간을 줄일 수 있고, 결과적으로 초기 투자비용의 규모를 크게 줄일 수 있는 것이다.

3D 프린팅의 또 다른 장점은 개인의 창의성을 무한하게 발휘할 수 있게 하는 생산 도구라는 점이다. 3D 프린터를 가지고 있다면 누구나 본인이 원하는 창작물을 쉽게 만들 수 있을 것이다. 여전히 충분하다고 말하기 어려운 수준이지만, 일반 대중으로의 보급은 상당히 이뤄졌다. 하지만 3D 프린터를 우리 인생에 비유하자면, 아직 걸

음마 단계이며, 잠재력이 크다고 판단된다. 그리고 기존의 산업과 3D 프린팅을 융합했을 때의 시너지 효과는 매우 클 것으로 판단되지만, 아직 융합연구 또한 시작 단계라고 볼 수 있다.

2010년대 중반에 다양한 데스크탑(가정용) 3D 프린터의 출시에 따라 3D 프린터가 2D 프린터인 종이프린터처럼 일반 사무실이나 가정에 보급되어 1인 제조업 시대를 열어갈 것으로 예측되었다. 하지만, 가정에서는 취미용으로 다루기에 생각보다 부담되는 장비의 가격과, 재료비용, 활용성 등에 의해 보급화가 생각보다 진전되지 않았고, 4차산업기술 중 인공지능이나, 드론 등에 의하여 가시적인 활용도에 밀리면서 3D 프린터의 인기는 조금씩 줄어들고 있는 추세이다. 3D 프린터를 제작하는 국내·외 업체들의 동향을 보면 2010년대 중반까지 많은 스타트업 기업들이 있었지만, 기업 간 인수 및 합병이나 중국산 조립형 저가 3D 프린터에 밀려 많은 기업들이 문을 닫게 되었다. 2020년대 초반에는 많은 기업들이 가정용 보다는 주 고객층인 기업용 3D 프린터 생산에 초점을 가지고 있는 아쉬움이 있다.

2 3D 프린트의 역사와 발전

1) 3D 프린터의 역사

3D 프린팅은 4차 산업혁명을 이끌 신기술로서 주목받고 있지만. 이 기술의 역사는 생각보다 훨씬 오래되었다. 최초의 3D 프린터는 1980년대에 개발되었으며, 재료를 더해가며 만든다는 개념에서 적층 가공 장비라는 이름으로 불렸다. 초기엔 쾌속 조형(Rapid prototyping)장비로도 알려졌는데, 주로 시제품을 빠르게 제작하는 데 주로 사용되었기 때문이다.

1981년 일본 나고야시 공업 연구소의 고다마 히데오 박사는 광경화성 액상수지를 사용한 3D 플라스틱 모델의 AM(Additive Manufacturing, 적층방식) 생산 방식을 발명했다. 그는 관련 보고서를 작성하며 3D 프린팅 기술의 시작을 이끌었지만 이는 보고서와 아이디어 수준에 머물러, 실제 상용화 되지는 못하였다.

3D 프린터의 상용화는 1984년 3D 시스템즈 사가 설립하면서 시작되었으며, 척 헐(Chuck Hull 또는 Charles W.Hull)에 의해 최초의 광경화 방식 프린터가 개발되었다. 이어 1988년에는 스캇 크럼프에 의해 FDM 방식(Fused Deposition Modeling, 용융 적층 모델링, FFF 방식이라고도 불리운다)이 개발되었는데 이러한 크럼프의 아이디어는 어린 딸의 장난감을 만들다가 글루건에서 아이디어를 얻어 세상에 발표되었다. 이를 기반으로 1989년, 오늘날 3D 프린터 제조 시장을 선도하는 스트라타시스 사가 설립되었다.

2000년대에 들어서자 3D 프린팅 기술은 본격적으로 세상의 주목을 받기 시작했다. 이에 발 맞춰 3D 프린팅은 재료와 가공 방식, 용도의 측면에서 눈부신 발전을 거듭했다. 단순히 산업용 샘플을 출력하는 정도에 불과했던 과거와는 달리, 시계 · 신발 · 휴대전화 케이스 · 자동차 등의 부속품을 생산하기에 이르렀다.

다른 기술 분야와의 접목도 활발하게 이뤄지고 있다. 최근 NASA에서는 금속 3D 프린팅 기술을 이용해 로켓 노즐을 제작한 바 있으며, 의학 분야에서는 수술 전에 수술 부위 를 미리 3D 프린팅으로 제작해 의료 협진에 사용하거나, 장기세포를 배양하는 데 사용하기도 했다. 최근에는 제3세계의 사지가 결손된 이들을 위해 3D 프린팅으로 제작한 의수와 의족을 저가로 공급하는 캠페인이 이뤄지고 있으며, 건설 분야에서도 입지를 넓히는 중이다.

2) 3D 프린터의 발전

찰스헐과 스콧 크럼프가 만든 3D 프린터의 핵심기술이 특허가 2000년대 만료되어 기술이 공개되며, 가정에까지 보급되는 등 다양한 분야에서 응용되었지만, 사용량은 드물었다. 2016년 전 세계의 저명한 정치, 기업, 경제인 등이 모이는 세계경제올림픽으로 불리는 다보스포럼에서 3D 프린팅을 포함한 4차 산업혁명이 언급되면서 관련 업계에 불을 붙였으며, 세계경제포럼(WEF)은 미래 10대 기술을 발표하면서 3D 프린터를 두 번째 기술로 선정했고, 시장조사기관 가트너(미국 코네티컷에 본사를 둔 IT분야 리서치 기업)는 2014년 IT트렌드를 주도할 제품 TOP 10 가운데 3D 프린터를 포함시켰다. 또한 미국의 오바마 전 대통령이 신년국정연설 중 3D 프린터가 앞으로 지금까지 모든 분야의 생산방식을 바꿀만한 잠재력을 가졌다고 연설하였고, 3D 프린팅 기술 개발에 3천만 달러 규모를 투자하고 2013년 5월 NAMII(National Additive Manufacturing Innovation Institute) 이외에 3개의 혁신센터를 발표하며, 전 세계에서 3D 프린팅 기술에 관심을 갖게 되었다. 2013년 8월 3D 프린팅 관련 국가연구소 NAMII가 오하이오주 영스타운에 설립되고, MIT, 세계미래학회, 세계경제포럼 등 다수의 학회, 언론매체에서 혁신 기술로 선정하였으며, 우리나라의 경우 삼성경제연구소에서 2013년 5월 1일 미래 산업을 바꿀 7대 파괴적 혁신 기술로 보고되었다. 이후 지속적인 연구와 기술의 발전과 더불어 현재 다양한 종류의 3D 프린터가 나타났으며, 그 재료 또한 늘어가는 추세이다.

"3D 프린팅은 우리가 만드는 거의 모든 것의 제조방법을 혁신할 것이다."
"3D printing that has the potential to revolutionize the way we make almost everything"
-44대 미국 대통령 버락 오바마(Barack Obama)

2010년대를 기점으로 3D 프린터는 하루가 다르게 발전하고 있으며, 2014년 미국의 라스베거스에서 개최되었던 세계 최대 가전 전시회인 CES 2014에서는 이러한 소비자와 시장의 기대에 부흥하면서 기존에 흔히 볼 수 있었던 플라스틱 소재의 재료뿐만이 아니라 금속재료를 사용한 다양한 부품, 심지어 초콜릿과 같은 식품원료를 사용하여 실제 먹을 수 있는 음식까지 만들어 낼 수 있을 정도로 더욱 발전된 기술을 선보이며 큰 관심을 끌었다. 이러한 3D 프린터의 발전이 4차 산업혁명을 주도할 것이라는 전망이 과언이 아니라는 것을 산업분야에서 증명되고 있다.

3D 프린터를 이용하여 원하는 3차원 모형을 제대로 출력하기 위해서는 필수적으로 두 가지 요소가 필요하다. 첫번째로 우리의 창의적인 아이디어를 표현할 수 있는 소프트웨어가 필요하다. 일반적인 3D 프린터 분야에서는 3차원 CAD 프로그램이 가장 많이 사용되고 있다. 하지만 안타깝게도 현재 3차원 CAD 프로그램은 국내제작이 아닌 국외 프로그램에 의존하고 있고, 소프트웨어 가격 또한 수백에서 수천만원에 형성되고 있어 일반인들이 쉽게 접하기 어려운 측면이 있다. 하지만 간단한 3D 모델의

경우에는 무료로 오픈된 3D CAD 프로그램으로도 충분하다.

Medical 3D 프린팅의 경우 CAD 프로그램이 아닌 의료영상을 이용하여 3D 모델링 하는 전용 프로그램을 사용해야 한다. 다행히도 국내 벤처기업에서 3D 모델링 프로그램 개발에 성공하였고, 해외의 프로그램과 비교해도 성능이 뛰어나다. 두번째로는 출력할 수 있는 3D 프린터, 즉 하드웨어를 갖추어야 한다. 3D 프린터의 종류와 소재는 다음 장에서 자세히 다룰 예정이다. 3D 프린팅은 다양한 분야에 적용할 수 있기 때문에 사용되는 분야와 협업이 필요한 대표적인 IT 융합 산업이라고 할 수 있다. 3D 프린터는 결국 모델링 설계대로 3D 출력해주는 장비일 뿐이다. 3D 프린팅을 잘하기 위해서는 우수한 인력이 먼저 배출되어야 한다. 특히 메디컬 3D 프린팅의 경우에는 해부학적 지식과 의료영상에 대해 이해해야 하는 등 전문 지식을 갖추는데까지 상당한 노력이 필요하다. 유럽의 경우 기초적인 3D 프린팅 교육을 초등 교육과정에 포함되어 있어서 창의적인 사고를 가질 수 있도록 유도하며 인재양성이 힘쓰고 있다. 그러므로 우리나라도 4차 산업 기술인 3D 프린팅 인재 양성에 노력을 기울여야 할 것이다.

3 3D 프린터의 종류

3D 프린팅 조형기술 방식을 크게 분류하면 사용되는 재료의 형태와 특성에 따라서 분류할 수 있는데, 저마다의 방식들은 조형 속도, 정확도 및 세부 속성에 차이가 있다. 각각의 고유한 특성들은 저마다의 장단점을 지니게 되며 덕분에 소비자들은 본인에게 필요한 3D 프린터를 선택할 수 있는 폭이 넓어진다. 3D 프린터의 선택 시 비싸다고 좋은 장비는 아니다. 내가 출력하고자 하는 모델이 어느 분야에 어떻게 적용하는지에 따라 종류를 정해야 할 것이다.

1) SLA(Stereo Lithography Apparatus)

SLA 방식(Stereo Lithography Apparatus, 광경화성 수지 조형 방식)은 최초의 상

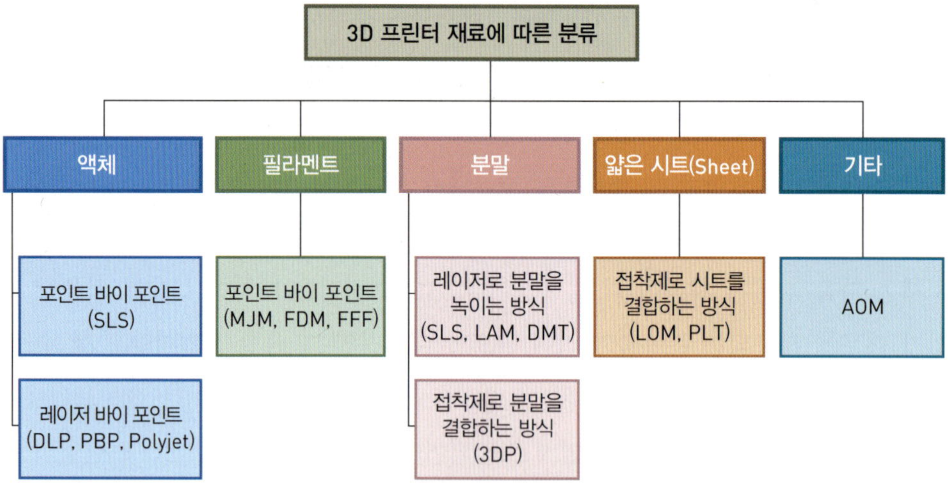

3D 프린터 재료에 따른 분류

업용 3D 프린터 기술 즉, 가장 오래된 3D 프린팅 방식이다. 1984년 척 헐에 의해 발명된 기술이나, 모든 광경화성 수지 조형 방식에 일반적으로 사용하는 용어이기도 하다. 소재로는 레진(Resin)이라고 부르는 액상의 광경화성 수지(Photopolymer, 포토폴리머)를 사용한다.

SLA 방식을 쉽게 말하면 레이저 빔을 이용하여 액화상태의 광경화성 플라스틱을 얇은 층으로 경화시키는 방식이다. 수조 안에 담겨 있는 레진으로 UV 레이저가 조사되는데, 레이저가 레진에 닿을 때 광경화작용에 의해 레진이 굳어지며 레이어가 생기는 것이다. 한 층의 레이어가 완성되면 베드가 하강하며 레진이 또 다시 공급된다. 이러한 과정의 반복을 통해서 SLA 방식의 형상이 완성될 수 있다.

SLA 방식은 레이저를 이용하기 때문에 출력속도가 빠르고 정밀도가 높다. FFF 방식에서 최선의 정밀함은 0.2 mm 노즐을 사용했을 때 나올 수 있다. 하지만 SLA 방식이 사용하는 레이저는 그것보다 훨씬 정밀하게 물체를 가공할 수 있다. 이는 우수한 출력 표면의 상태로도 연결될 수 있다. 이 방식은 현재 FFF 방식과 같이 특허가 만료된 바 있으므로 현재보다 더욱 대중적인 발을 기대하고 있다.

이 방식은 내구성이 떨어지는 단점이 있다. 또한 장비의 가격이나 재료의 가격이 다른 조형방식에 비해 비싼 편이다. SLA 방식이 가지는 단점은 가격적인 측면 뿐만

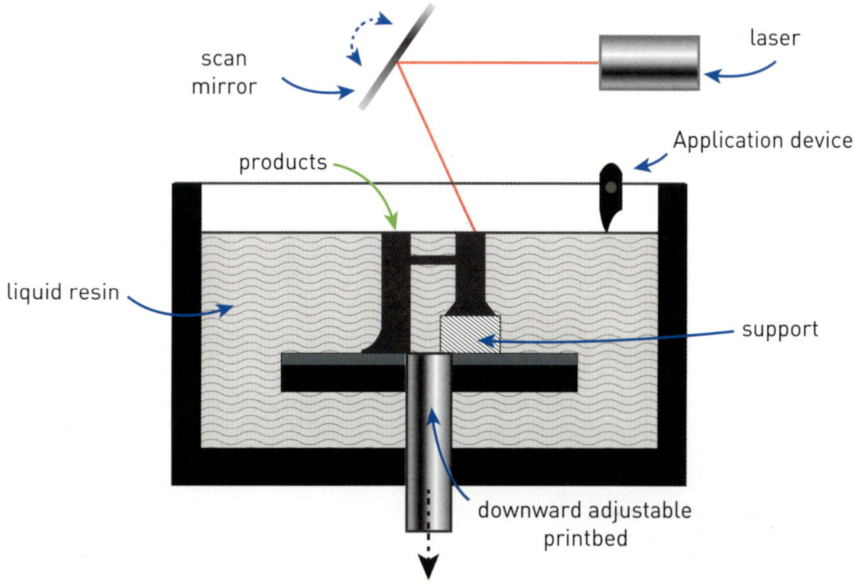

SLA방식 3D 프린터의 구조

이 아니다. 보관이 어렵고 악취가 심할뿐 아니라 다루는 기술도 복잡한 레진 또한 SLA가 상용화되기 힘든 이유 중 하나이다.

인체에 유해하기 때문에 충분한 주의를 기울여야 한다. SLA 방식은 환기가 잘 되는 곳에서 사용해야 하며, 항상 마스크와 장갑 등의 개인보호 용구를 착용하는 것이 좋다.

2) SLS(Selective Laser Sintering)

선택적 레이저 소결 조형이라고 불리며, 고운 분말 가루를 레이저로 용융시키는 방식이다. 제조 산업에 가장 많이 쓰이는 폴리스테린, 나일론, 유리, 세라믹, 스텐레이스강, 티타늄, 알루미늄, 코발트 등을 사용가능하며, 재료의 재활용이 가능하고, 속도가 가장 빠르다는 장점이 있으나, 장비가격이 고가이다.

롤러를 사용하여 분말로 된 재료를 베드에 깐 뒤, 레이저를 사용하여 선택적으로 녹이고 굳히는 과정을 반복하는 SLS 방식은 분말재료의 결합으로 레이어가 만들어진다. 이 방식은 결합되지 않은 분말재료들이 서포트 역할을 하기 때문에 별도의 서포터가 필요없다는 장점이 있다.

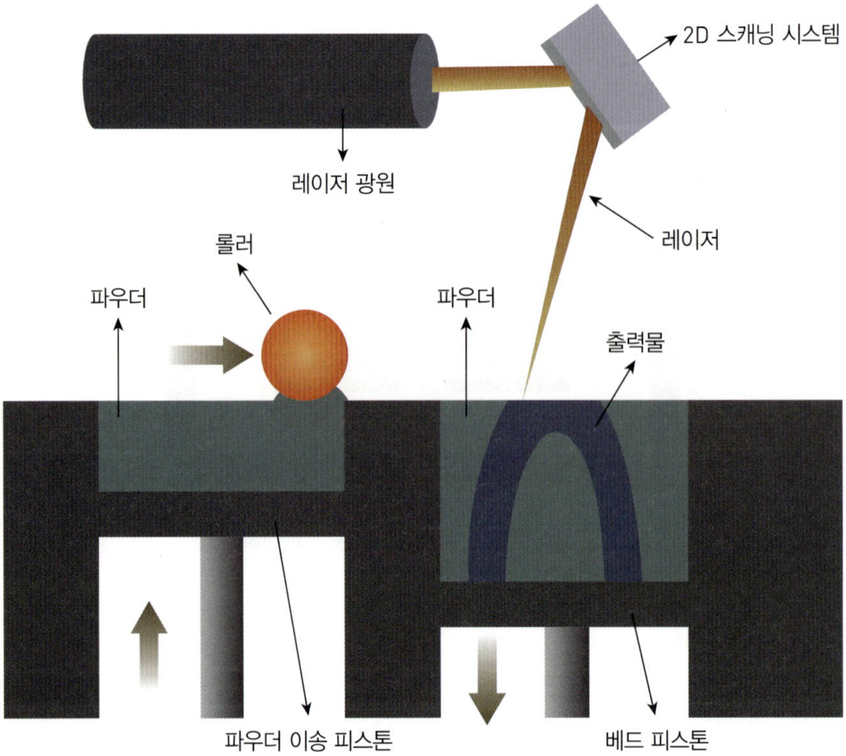

SLS 방식의 작동 원리

SLS 방식은 정밀도가 높고 출력속도가 빠르지만, 표면이 매끄럽지 않고 소재에 따라 맞는 가공조건을 맞추기 까다롭기 때문에 개인 사용자가 사용하기엔 부적합하다고 할 수 있다.

3) FFF(Fused Filament Fabrication)

융합수지 압출적층 조형으로 불리며, 다른 용어로 FDM(Fused Deposition Modeling)이라 불린다. 하지만 FDM이라는 용어는 스트라타시스 사의 상표출원이 되어 있다. FFF 방식은 다른 방식에 비해 장비가격이 저렴한 편이며, 재료 또한 저렴하고 접근성이 뛰어난 장비이다. 플라스틱이나 금속 등을 녹여 한층씩 적층시키는 방식이며, 가장 많이 적용되는 기술이다.

FFF 방식은 재료를 녹여 한 층씩 적층시키는 방식으로 글루건에 비유할 수 있다.

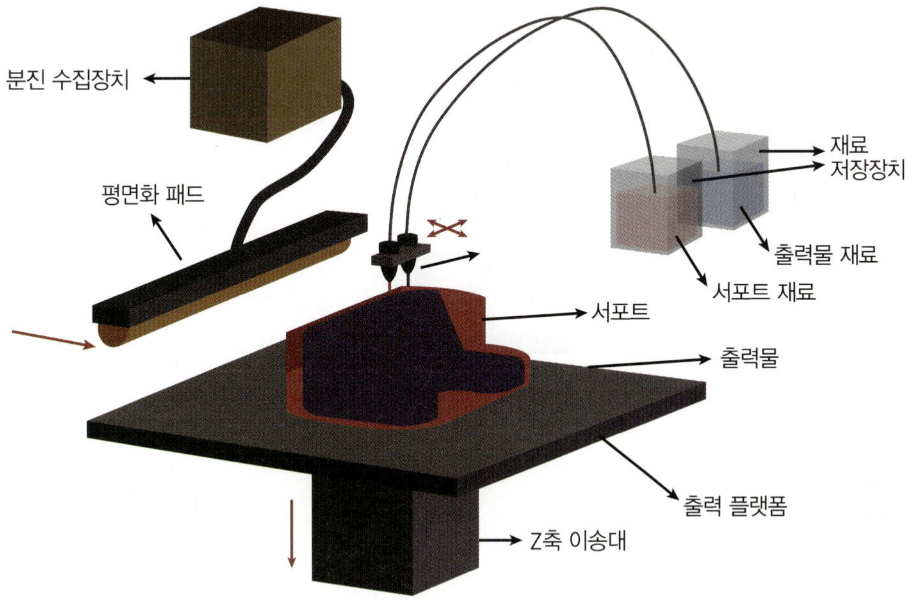

잉크젯 방식의 작동 원리

FFF 방식의 필라멘트 장치는 재료에 열을 가해 부드럽게 만든 뒤 그것을 노즐로 전달하고 노즐크기에 맞는 실과 같은 형태의 재료가 나오게 된다. 입체적으로 구현하고자 하는 형상을 만들기 위해서는 프린트헤드를 움직여서 새로운 레이어를 계속해서 적층해 나가야 한다.

FFF 방식은 개인 사용자에게 가장 적합한 3D 프린팅 방식으로 평가되고 있다. FFF 방식은 다른 방식에 비해 장비가격이 저렴한 편이며, 재료 또한 저렴하고 접근성이 뛰어난 장비이다. FFF 방식은 다른 3D 프린팅 방식에 비해서 조작과 작동 원리가 쉽고, 무엇보다 이미 특허권이 만료되었기 때문에 가장 대중적인 보급이 이루어진 3D 프린팅 방식으로 평가되어진다. 하지만 이러한 FFF 방식에도 단점은 존재한다. FFF 방식이 다른 방식에 비해 가장 기본적인 방식임은 틀림없지만, 출력 시간이 오래 걸리며 정밀도가 떨어진다는 단점을 가지고 있다.

4) DLP(Digital Light Pricessing)

마스크 투영 이미지 경화 조형이며 평소에는 액체 상태지만, 빛을 받으면 경화되는

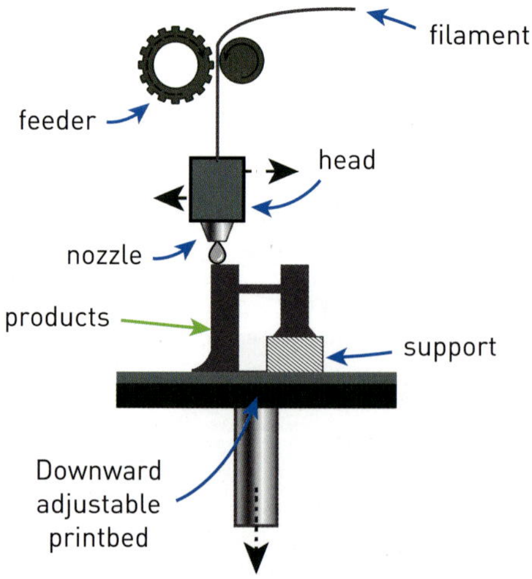

FFF 방식 3D 프린터의 구조

광경화성 수지에 빛을 투사하며 수지를 층층이 굳혀 나가면서 경화시는 방식이다. 표면조도가 우수하며, 출력속도가 빠르고, 작업속도가 균일하며 소음이 적은 장점이 있지만, 전용 수지 재료가 필요하며, 출력사이즈가 작고 프린터 가격이 상대적으로 비싼 편이다.

분말 및 잉크젯 투사라고 불리며, 미국 메사추세츠 공대에서 처음 개발되었고, 1995년 Z corporation에서 특허 출원한 기술이며 현재 3Dsystems사에 인수되었다. 잉크젯 프린터 원리를 이용하며 프린터 헤드의 노즐에서 컬러 잉크와 경화물질을 분말 원료에 분사하여 조형하는 방식이다.

5) Polyjet(Photopolymer Jetting Technology)

폴리젯 적층 조형방식으로 불리며, FFF 방식과 유사하지만 잉크젯과 광조형의 융합방식이다. 2001년 발표된 기술로 대표적으로 Objet사(이스라엘, 현 스트라타시스사에 인수)에서 주로 사용된 장비이다. 프린터 헤드에 있는 수 백개의 미세 노즐에서 재료를 분사함과 동시에 자외선으로 경화시켜 조형하며 UV램프를 통한 광원으로 수지를 경화시켜 제작하는 방식이다. 뛰어난 정밀도를 자랑하며, 별도의 후처리가 필요 없을 정도의 우수한 표면으로 제작한다.

4 3D 프린터의 필요성

3D 프린터는 많은 장점을 가지고 있다. 그 중 대표적인 몇 가지를 알아보려고 한다. 첫째, 제품의 디자인과 금형 설계의 오류가 감소한다. 3D 프린팅에서는 금형 제작 전 설계 오류를 사전에 검증하여 디자인과 금형 설계의 오류를 최소화할 수 있다. 그러므로 오류 시 제작비용과 시간을 절감할 수 있다. 이러한 장점은 오류가 있지 않을 경우에도 유예하다. 일반적인 제조업과는 달리 데이터 작업 후 몇 시간 내로 원하는 작업물 출력이 가능한 3D 프린터는 상대적으로 시간절감 효과를 가져온다고 할 수 있겠다.

두 번째로 데이터 작업부터 작업물 출력까지 모두 자신 혹은 자사의 힘드로 해결할 수 있으므로 보안문제에 효과적이라고 할 수 있다. 만약 기업의 기초 데이터가 외부로 유출이 된다면 그 회사는 엄청난 경제적 타격을 받을 수 있다. 실제로 기업 내 3D 프린터 도입 이유 중 결정적인 부분 중 하나가 바로 보안의 문제이다.

마지막으로 3D 프린터는 개인이 창의성과 독창성을 발휘하여 만들고자 하는 물건을 만들 수 있다는 점에서 개인 아이디어 실현에 도움을 준다고 할 수 있다. 고가라고만 생각했던 3D 프린터가 대중화됨에 따라서 저가형 3D 프린터의 보급이 확산되고 있는 추세이다.

2 장

3D 프린팅의 구조

1. 3D 프린터의 출력성능
2. 3D 프린터의 부가기능
3. 다양한 3D 프린팅 동향

1 3D 프린터의 출력성능

1) 출력크기

3D 프린터의 출력크기란 3D 프린터가 한 번에 출력할 수 있는 출력물의 최대 크기를 말하는 것이다. 3차원 물체를 출력함으로 우리는 앞으로 평면인 X, Y와 높이인 Z축으로 부를 것이다. 저자가 처음 3D 프린터를 접한 2016년 경에는 보통 3D 프린터의 출력 크기가 150*150*150 mm 정도였다. 그 이후 새로운 3D 프린터가 출시될 때마다 조금씩 최대 출력크기가 커지고 있다. 하지만 0.4 mm 노즐을 기본적으로 채택하기 때문에 250*250*250 mm 이상은 출력시간의 영향으로 효율성이 많이 떨어진다고 말할 수 있다. 실제 250 mm 이상의 크기를 갖는 것은 대부분 산업용 프린터로 출시되면 그 가격이 매우 고가에 형성되어 개인이 사용하기에는 무리가 있다.

2) 출력속도

출력속도란 헤드가 움직이는 속도를 의미하며, 출력속도가 높을수록 출력시간은 감소한다. 출력속도는 무한정으로 빠르게 할 수는 없다. 출력속도를 결정하는 인자는 굉장히 다양하다. 많은 참고문헌에서는 정확한 이유가 나와있지 않는 경우가 많다. 저자의 경험으로 비추어 볼 때 출력속도는 재료에 따라 결정하여야 한다. PLA나 ABS와 같은 플라스틱 소재의 출력은 많이 안정화되어 속도를 높여도 출력품질에 문제가 없지만, 메디컬 3D 프린팅 분야에서 다양한 특수소재를 사용할 경우에는 출력품질을 위해 30~60 mm/s 정도로 하는 것이 좋으며 필라멘트 제조사의 권고를 따르는 것이 가장 안정적이다.

잘 조립된 프린터는 100 mm/s가 넘는 속도에서도 안정적으로 작동하지만 그런 프린터조차도 실제로는 80 mm/s 이하의 속도를 사용하는 경우가 많다. 출력속도의 기준이 명확하게 세워져 있지는 않지만, 보통 20~40 mm/s 정도를 느린 속도, 40~60 mm/s 정도를 중간 속도로 본다.

대략 40 mm/s의 속도로 성인 손모양을 출력하는데 약 6시간 정도 걸린다. 이런 부분에서 처음 3D 프린팅을 접하는 사람들은 "뭐야 생각보다 오래 걸리네."하는 마음을 많이 가지게 된다. 하지만 이 손모양을 제조업체에서 제조하려면 수십배의 금액과 수백배의 시간을 소요하여야 할 것이다. 내가 출력하고 싶은 모양을 집에서나 회사에서나 어디서든 3차원으로 출력할 수 있는 장비는 3D 프린터 뿐이다.

3) 필라멘트

FFF 3D 프린터의 필라멘트는 약 20여 종이다. 우리가 기본적인 3D 프린터에 대해서 배운다면 PLA 소재를 사용하며 예쁜 색상을 고민했겠지만, 메디컬 3D 프린팅은 색상보다 소재의 밀도, 탄성, X선 검사에 대한 반응 등이 더 중요하다. 메디컬 3D 프린팅을 하려면 3D 프린터의 선택 또한 중요하다. 국내 3D 프린팅 기업들의 동향을 보면 3D 프린터의 전용 필라멘트만을 사용하게 제작하는 경우가 많다. 일반적인 3D 프린팅 분야에서는 아무 문제가 없지만 다양한 소재의 필라멘트를 써야 하는 메디컬 3D 프린팅 분야에서는 어떠한 소재든 출력할 수 있도록 제작한 3D 프린터를 사용해야 한다.

2 3D 프린터의 부가기능

1) 히팅 베드

베드 중에서도 자체적으로 가열이 가능한 것을 히팅 베드(Heated bed)라고 한다. 대부분의 재료는 출력된 이후 온도가 변함에 따라 재료의 길이와 부피가 줄어드는 열수축이 발생하는데, 이로 인해 출력물에 금이 가거나 뒤틀림 등의 현상이 발생하기도 한다. 이와 같은 현상들은 ABS와 같은 열수축에 약한 소재에서 더욱 심하게 나타난다. 그러므로 출력물을 온전하게 만들기 위해서는 히팅 베드를 이용하여 출력하는 재료에 일정한 열을 가해야 한다. 재료마다 각기 다른 성질을 가지고 있기 때문에 히팅 베드를 사용하는 편이 성공적인 출력을 위해서 좋긴 하지만, PLA와 같은 열수축이 심하지 않은 재료를 사용할 때에는 원가 절감을 위해서 히팅 베드를 빼기도 한다.

2) 오토 레벨링

압출되는 필라멘트를 베드에 한 층씩 쌓아 올리는 FFF 방식의 특성상 적층의 첫 시작이 매우 중요하다. 헤드와 베드가 정확히 필요한 간격만큼 떨어져 있는다면 좋은 결과를 얻을 수 있다. 그렇지만 헤드가 기울어져 있다면, 혹은 헤드 이송 장치의 수평이 맞지 않는다면 어떨까? 헤드와의 간격이 좁게 나오는 부분도, 넓게 나오는 부분도 생길 것이다. 필라멘트가 빠져나올 공간이 없는 좁은 부분에서는 제대로 압출되지 못할 것이고, 반대로 넓은 부분에서는 압출된 필라멘트가 허공에 뜨게 될 것이다. 때문에 헤드와 베드가 항상 적절한 간격을 유지하도록 베드의 수평을 조절하는 작업이 필수적이며, 이를 레벨링이라고 한다.

숙련자의 감에 많은 부분을 의존하는 레벨링은 상당히 까다로운 작업이다. 30분씩이나 걸려서 레벨링을 완료했더라도 몇 주 혹은 몇 시간 뒤면 간격이 다시 틀어질 수도 있기 때문에 많은 프린터들은 오토 레벨링(Auto leveling) 방식을 사용하고 있다. 자동으로 베드와 헤드 사이의 간격을 측정해서 출력에 반영해주므로 사용자가 직접 레벨링을 하는 것보다 훨씬 빠르고 정교하다. 때문에 오토 레벨링 장치는 점점 더 많은 3D 프린터에 보급되고 있다.

3) 멀티 헤드

한 번의 출력으로 여러 종류의 필라멘트를 같이 사용하기 위한 멀티 헤드는 아직 실험 단계에 있기 때문에 정확하게 정해진 명칭은 없다. 그렇기 때문에 듀얼 노즐, 2-in-1 노즐, 듀얼 헤드 등으로 불리기도 한다. 최근 출시된 멀티 헤드 제품들은 대중화되기 위한 소프트웨어가 부족하다는 평가가 있다. 때문에 멀티 헤드가 상용화되기 위해서는 아직 더 많은 시간이 필요하다.

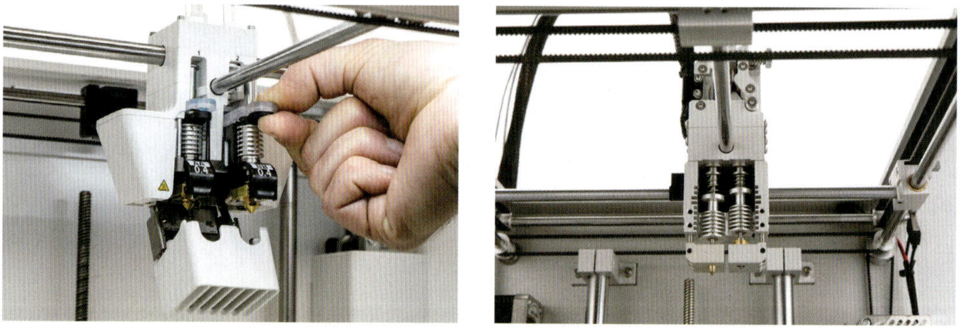

멀티 헤드(듀얼 노즐)

3 다양한 3D 프린팅 동향

1) 신속조형기술(RP, Rapid Prototyping)

조형(造形)의 사전적 의미로는 '여러 가지 재료를 이용하여 구체적인 형태나 형상을 만드는 것'으로 일반인들에게는 다소 생소한 기술 용어일 수 있다.

'3차원 프린터'란 용어가 사용되기 이전에는 '신속조형'하는 기술을 의미하는 'Rapid Prototype Machine(RP Machine)'으로 많이 알려져 있었다. 90년대 후반에 우리나라에 들어온 신속조형기술은 대학과 연구 기관 등을 통해 급속도로 퍼지게 되었다.

지금과 달리 제품 개발에서 상대적으로 뒤처졌던 당시의 우리나라는 판매되는 제품을 구입하여 분해한 뒤 그것을 분석하는 역설계를 통해 선진국의 제품 제조 기술을 모방했던 적이 있었다. 현재 우리나라 기술을 선두하는 삼성전자, LG전자, 현대그룹,

대우그룹 등이 그 예이다. 이 기업들은 외국의 기술을 가져오거나 역설계를 통한 자체적인 기술 개발을 통해 3D CAD와 함께 3차원 측정 기술과 3차원 프린터(RP) 기술의 급속한 발전을 이루었다. 현재 우리가 사용하는 3D 프린터는 시제품 제작 등의 한정적인 역할만을 수행한다고 할 수 있다. 하지만 앞으로는 3D 프린터의 직접 제조 개념과 함께 빠르게 대중화될 것이다.

2) 렙랩 프로젝트(RepRap Project)

2005년 영국 바스 대학의 아드리안 보이어 교수에 의해 처음 시작된 렙랩 프로젝트는 오픈 소스를 지향하는 커뮤니티 프로젝트이다. 첨삭가공 기법인 용착 조형 공정(FDM)을 사용하는 렙랩은 FDM이라는 용어에 대한 상표권 분쟁을 방지하기 위해서 FFF(Fused Filament Fabrication)이라는 명칭을 사용한다.

렙랩 프로젝트를 처음으로 고안한 아드리안 보이어 교수는 3D 프린터의 상용화를 고민하면서 저렴한 가격이 필요하다고 생각을 했고, 그 결과 렙랩 프로젝트의 기본 개념인 스스로 복제하는 3D 프린터가 세상에 나올 수 있었다. 쉽게 말하면 렙랩 프로젝트를 통해 개발된 3D 프린터는 만들고자 하는 부품을 3D 프린터로 제작할 수 있게 한 것이다. 이렇게 오픈소스를 지향하는 렙랩의 3D 프린터는 '제조업의 민주화'라는 렙랩의 초기 정신을 그대로 본받아 3D 프린터라는 새로운 산업을 전 세계에 보급하는데 큰 영향을 미칠 수 있었다.

3 장

FFF 방식의 3D 프린터

1 FFF 방식이란?

1) FFF(FDM) 방식

이 책에서 메인으로 사용 및 소개하는 프린터의 방식은 용융 적층 조형(Fused Filament Fabrication, FFF) 방식이다. 이 방식은 다른 3D 프린터 종류에 비해 초기 비용 및 유지비용이 가장 저렴하고, 재료비용 또한 가장 경제적이어서, 취미 및 교육용으로 적합한 방식이다.

3D 프린터가 대중에 보급되는 계기는 특허가 만료되어 원천기술이 공개되며 장비의 가격이 저렴해지면서 빠른 속도로 전 세계적으로 퍼져나가고 있다. FFF 방식은 미국의 스콧 크럼프에 의해 고안됐으며, 크럼프는 딸의 장난감을 만드는 중 글루건에서 아이디어를 얻어 스트라타시스라는 회사를 설립하였다. 스트라타시스는 FDM 방식의 원조 특허기술을 보유하고 있으며, 현재도 지속적으로 FDM 방식의 3D 프린터를 출시하고 있다.

FDM 방식은 필라멘트 또는 와이어 형태의 열가소성 재료를 헤드에서 가열하여 노즐을 통해 압출시키는 방식으로 물체를 한 층씩 쌓아 올리는 방식이다. 이 방식은 프로토타입 제작을 손쉽고 빠르게 할 수 있으며 제작 과정에서 설계 오류를 사전에 찾아

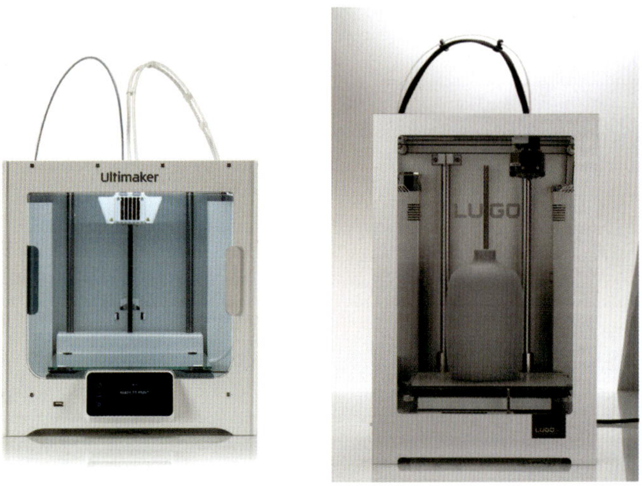

FDM 방식의 프린터와 출력물의 예

내고 직접 확인할 수 있다는 장점이 있으며, 다른 방식에 비해 FFF 방식은 간편하고 심플하며, 일반인들이 접근하기 쉬워 빠르게 적응할 수 있다.

하지만 생각보다 출력시간이나 출력 시 나는 소음에 실망하지 않아야 한다.

2 다양한 FFF 소재

3D 프린터의 종류가 기술의 발전과 활용하는 분야에 따라 계속 개발되고 있으므로

FFF 방식의 주요 소재

재료명	내용	재료명	내용
ABS	-가장 많이 사용 -항공기 등에 부품 재료 -열수축 생김	PLA	-가장 많이 사용 -출력에 안정성이 높다 -FFF 방식 대표적 재료
Brass	-PLA에 Brass fine powder -금속 재료 -황동 물질	PC	-폴리카보네이트
Bronze	-PLA에 Bronze fine powder -금속재료 -동 물질	steel	-PLA에 Steel fine powder -무게, 냄새, 촉감까지 스틸
Cork	-코르크 마개와 유사한 물질	TPU	-고무소재 -유일한 플렉서블 소재 -운동화, 핸드폰 케이스등 이용
CPE	-천연PETG 소재 -ABS, PLA 단점 보완 -뛰어난 광택과 광투과성	Wood	-PLA에 대나무 섬유 혼합 -나무재질
Glow fill	-야광물질 -PLA에 농축된 발광 안료 혼합	XT	-천연PETG 소재 -ABS, PLA 단점 보완 -뛰어난 광택과 광투과성
HT	-온도에 강한 재료	XT-CF20	-탄소섬유 20% 혼합 -PLA보다 2개 강함 -높은 융강도, 융점도, 안정성
NGEN	-뒤틀림이나 수축이 적음 -고강도 필라멘트 -출력속도 고속 지원	Nylon	-내구성이 강함 -유연성이나 적은 마찰, 적은 부식

FFF(FDM)의 주요 소재 비교

종류	설명	주요 특징	용융 온도
PLA	'Polylactic Acid'(폴리락트신)의 약자로 옥수수와 같은 작물을 원료로 한 생물 분해성 친환경 고분자로 현재 거의 모든 FFF(FDM)방식 3D 프린터에서 가장 많이 사용	• 가열시 옥수수 타는 듯한 냄새 발생 • 강도가 PTFE보다 높음 • ABS보다 층간(layer by layer) 접지력이 우수 • 표면에 광택이 있고 수축이 다소 발생 • 가열판(Heat Bed)이 별도로 없어도 프린트 가능 • 서포트로 활용 시 제거하기가 다소 어렵고 서포트가 제거된 부분도 깔끔하지 못함 • 약 55℃ 이상의 온도에서 변형 발생	180~220℃
ABS	'Acrylonitrile Butadiene Styrene'가 가장 일반적으로 사용되는 열가소성 플라스틱	• 기계적 특성이 우수하며 가격이 저렴하고 구입이 쉬움 • 작은 조형물에 유리함 • 유해한 냄새 발생, 아세톤에 녹음 • 수축률이 높아 조형이 까다로움(히팅 베드 필요)	215~250℃
PVA	'Polyvinyl alcohol'	• 물에서 녹음(수용성) • 서포트 재료로 활용 • 프린트 조건이 까다로움	220~230℃

FFF 방식의 재료만 소개하고자 한다. 현재 시중에 유통되는 FFF 방식의 재료는 약 20종이며, 2~3가지를 제외한 재료들은 수입에 의존하고 있다. 재료에 따라 인체 내 삽입할 수 있는 재료도 개발 중에 있다.

1) FFF(FDM)의 소재

주로 PLA나 ABS 계열의 재료로 만들어지는 소재가 되는 플라스틱 필라멘트는 보통 직경 1.75 mm나 2.85 mm의 얇은 와이어 형태로 제작이 된다. 이러한 와이어는 저렴한 가격와 다양한 색상으로 인하여 많이 사용된다.

일반적인 3D 프린터는 온도에 매우 민감하고 재료의 품질에 따라 출력물에 변화가 생긴다. 특히 본인이 냄새에 민감한 편이라면 ABS소재 사용 시 환기를 잘 시켜야 할 것이다. 최근 인체에 유해할 수 있다는 보고가 되었으며, 이를 방지하기 위해 에어커버등의 출력시 나오는 유해물질을 차단할 수 있는 부품등이 출시되고 있다. 필라멘트 선택 시 인증을 받은 제품으로 선택해야 하는 이유이다.

2) PLA Filament

옥수수와 사탕수수를 주원료로 하는 친환경 재료로 만들어진 PLA 필라멘트는 내구성을 중요시하는 실용적인 출력물을 만드는 데 적합하다. 3D 프린터 출력 시 가장 많이 사용되는 PLA 소재는 친환경 소재인 만큼 습도에 약하다. 하지만 일반 플라스틱인 ABS와 다르게 식물성 냄새가 나며, 온도의 변화에 비교적 안정적인 출력이 가능하다. 하지만 용해온도가 낮고 제품을 고온 환경에서 방치하면 녹아버리는 경우도 있기 때문에 고온에서 사용해야 하는 상황에서는 사용할 수가 없다. 그러므로 별도의 히트베드가 필요 없으며 PLA로 출력한 모델은 튼튼하지만 상대적으로 잘 부스러지는 성질이 있다.

3) ABS Filament

석유 추출물에서 유해 가스를 제거한 재료로 만들어지는 ABS(Acrylonitrile poly-Butadiene Styrene) 필라멘트는 3D 프린터로 출력 후 연마 등을 실시하여 도색하는 경우에 사용된다. ABS 필라멘트는 단단하지만 수축성이 있어 큰 모델을 출력 시 너무 빨리 식히면 균열이나 휨 등의 현상이 발생한다. 또한 냄새에 예민한 사람이라면 밀폐된 공간에서 사용하기 어려울 것이다.

ABS 수지는 공업제품에서 많이 사용하는데, 점성이 있고 제품에 강도를 갖게 하는 것이 가능하기 때문이다. 온도의 감소에 따른 열수축성이 높기 때문에 3D 프린터로 출력 중에 ABS 수지가 굳으면서 수축해버려 실패하는 경우도 있다. ABS는 녹는점이 섭씨 210도에서 260도 사이이며 PLA와 소재의 가격 차이가 거의 없으나 PLA에 비해서 출력에 있어 신경 쓸 게 AKSGDS 재료이다. 유명한 레고 블럭을 만드는데도 사용되는 이 재료는 내구성과 단단함으로 자동차 범퍼를 제작하는데 사용되기도 한다.

PLA에 비해서 ABS재료가 좋은 점으로는 더 튼튼하면서 쉽게 부서지지 않는다는 점과 고온에서도 견딘다는 점이다.

3 FFF의 장점

주변 온도에 민감한 영향을 받는다는 것은 FFF 방식의 렙랩 오픈 소스를 기반으로 하는 개인용 3D 프린터의 단점 중에 하나이다. 딱딱한 고체 상태의 필라멘트를 녹이기 위해서는 재료를 압출하여 분사하는 핫 엔드 노즐을 높은 온도로 가열하여 뜨거워진 노즐을 통해 압출된 재료가 주변 온도에 따라 빨리 식게 되면 한 층씩 적층되는 FFF 방식의 특성 상 레이어 간 접착 상태가 좋지 못하여 원하는 작업물을 얻지 못하게 된다. 반면 압출된 소재가 너무 늦게 식는다면 레이어 간 접착 상태는 좋을지 모르지만 압출된 재료가 흘러내린 듯 쌓이게 되므로 이 또한 원하는 결과물을 얻지는 못할 것이다.

따라서 주변 온도와 관계없이 내 부 온도를 일정하게 유지해주는 케이스 형태의 챔버(chamber)라는 장치가 산업용 FFF 방식에서 사용되고 있다.

초보자들도 비교적 쉽게 사용할 수 있는 FFF는 개인 사용자에게도 적합한 3D 프린팅 프로세스이다. 열가소성 수지로 만들어진 부품들로 인하여 다양한 조건에서도 어느 정도 견딜 수 있다. 또한 특별한 후가공이 필요없이 서포트만 제거하여 바로 사용이 가능하다는 점도 개인 사용자들에게는 큰 부담을 덜어줄 수 있다. 사용자들은 FFF 방식을 사용하여 본인이 표현하고자 하는 색상과 표면질감 등을 선택할 수 있었고, 그 결과 외주로만 가능했던 3D 프린팅이 내 집에서, 내 사무실에서 가능하게 되었고 이는 개인의 시간과 비용을 절감하고 창의력을 실현하는 결과를 가져왔다.

4 주요 용어

1) 스테핑 모터(Stepping Moter)

스테퍼 모터 또는 스텝 모터라고도 하는 스테핑 모터는 브러쉬리스 직류 전기 모터 즉, 한 바퀴의 회전을 많은 수의 스텝으로 분할할 수 있는 것을 말한다. 펄스 신호의 주파수에 비례하여 회전 속도를 제어할 수 있는 모터로, 펄스(pluse) 신호의 입력에 의해 결정되어 기계적 각도로 회전하는 모터를 총칭한다. 즉 펄스 신호의 수에 비례하여 회전 각도를 제어할 수 있는 모터로 위치 제어 및 속도 제어를 위한 센서의 사용이 불필요하며 3D 프린터의 X, Y, Z축에 사용된다. 따라서 이는 일반적인 아날로그 전원보다는 디지털 펄스 형식의 제어에 적합한 일종의 디지털 제어방식의 기기이다.

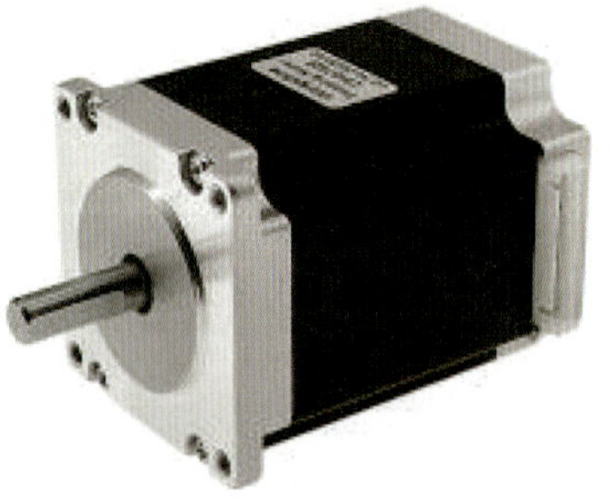

스테핑 모터

즉, 디지털 펄스 1개에 1개 스텝에 해당하는 회전각만큼 정확한 회전운동을 하게 되며, 입력 펄스의 수와 단위 시간당 펄스 입력 속도에 정확히 비례하여 연속운동을 하게 된다.

2) 오토 베드 레벨링(Auto Bed Leveling)

베드 레벨링이란 조형물을 쌓는 조형판(Bed)의 수평(기울기)을 가동으로 정확한 수평 상태로 맞추는 것을 말한다.

수평이 제대로 맞추는 것을 3D 프린팅을 시작에서 가장 기본적이고 중요한 작업이라고 할 수 있기 때문에 오토 베드 레벨링은 자동으로 조형판의 수평을 맞춰주는 기능으로 베드를 수평으로 하는 것과 노즐 높이를 낮추는 것으로 나눌 수 있다.

3) 핫 엔드 노즐(Hot End Nozzle)

딱딱한 고체 상태의 필라멘트를 200~240℃의 적정 온도로 녹여 압출시켜주는 HOT-END 부분은 FFF 방식의 3D 프린터 구성 요소 중 핵심 부품으로서 이 부분이 원활하게 작동을 해주어야 출력이 가능하다. 서로 다른 성질의 재료를 번갈아가며 사용해도 노즐 구멍이 막힘없이 출력이 가능한 프린터가 우수한 프린터라고 할

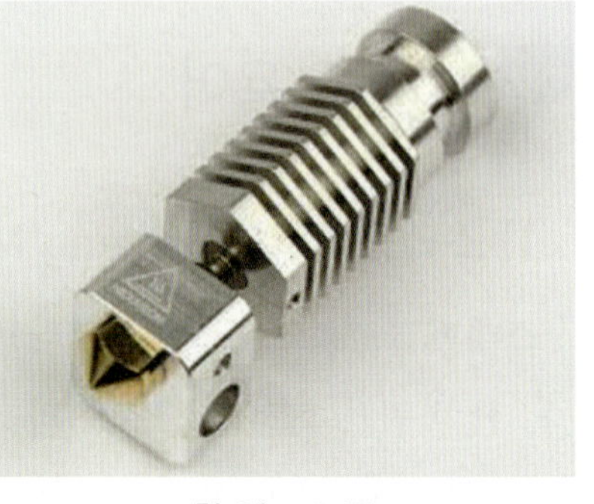

핫 엔드 노즐

수 있다. 노즐을 따로 뚫어주어야 할 필요 없이 노즐교체가 손쉽게 가능해야 한다. 또한 장시간 사용해도 무리가 없는 방열 설계로 설계 제작해야 한다.

4) 압출기(익스트루더, Extruder)

재료가 투입되는 콜드 엔드(Cold End)와 핫 엔드(Hot End) 부분으로 구성되어 있는 압출기는 프린트 재료인 ABS나 PLA 소재의 필라멘트를 스테핑 모터를 이용하여 히트 블록(Heat Block)과 노즐(Nozzle)로 공급하고 녹여서 압출시키는 장치로서 스풀에 감겨 있는 필라멘트를 조금씩 당겨와 공급하는 피더 부분을 말한다.

5) 핫 엔드(Hot End)

압출기의 가장 '뜨거운 끝' 부분의 노즐을 말하며, 플라스틱 필라멘트 등의 고체 원료를 가열해 녹이는 역할을 한다. 일반적으로 240℃까지 가열하는데 최근에는 300℃까지도 지원하는 노즐들이 다양하게 출시되고 있다. 출력 중에는 함부로 손을 대면 화상 등의 위험이 있을 수도 있으니 주의해야 하며 특히 어린이들이 있는 가정에서 사용 시에는 주의를 요한다.

6) 필라멘트(Filament)

3D 프린터에 사용할 수 있도록 가는 철사처럼(보통 1.75 mm, 2.85 mm의 직경) 만들어진 열가소성 플라스틱 원료를 말한다.

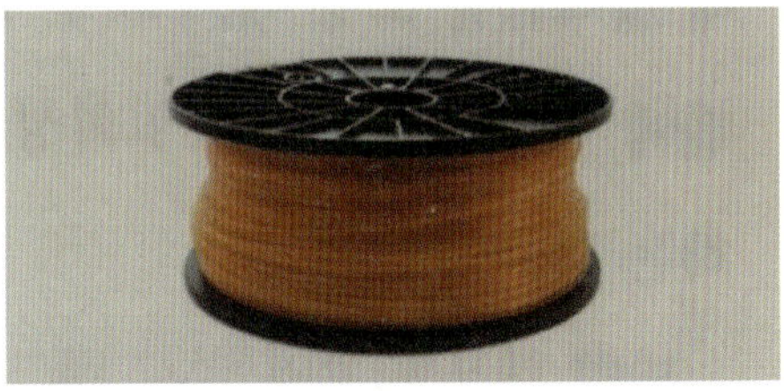

PLA ϕ 1.75 mm 오렌지 1 kg 필라멘트

7) 베드(Bed)

3D 프린터에서 출력하는 실물이 적층되는 조형판을 말하며 얇은 사각형 플레이트와 같은 것이 바로 '베드'이며 빌드

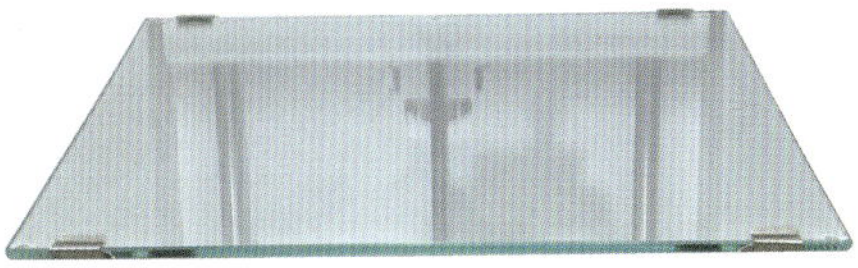

Ultimaker사의 유리베드

플랫폼이라고도 한다.

8) RP(Rapid Prototyping)

신속한 시작품 제작이란 뜻으로 일반적인 3D 프린터 및 CNC 머신에 의한 조형물의 신속한 조형 과정 등을 통칭해서 말하기도 한다.

9) 지코드(G-code)

G코드는 NC 공작기계가 공구의 이송, 실제 가공, 공구 보정 번호, 스핀들의 회전, X, Y, Z축의 이송 등의 제어 기능을 준비하도록 하는 명령을 말한다.

G-code는 STL 파일을 3D 프린터로 출력할 때 적층 피치의 세밀함과 출력물의 밀도 등 프린트 설정을 입력한 제어 코드로서 이 G-code 데이터를 이용하여 출력하는 것이다.

10) 노즐(Nozzle)

가열되어 녹은 필라멘트가 나오는 구멍이 있는 부품으로 일반적으로 구멍의 지름은 0.2, 0.3, 0.4 mm로 제작되어 있다.

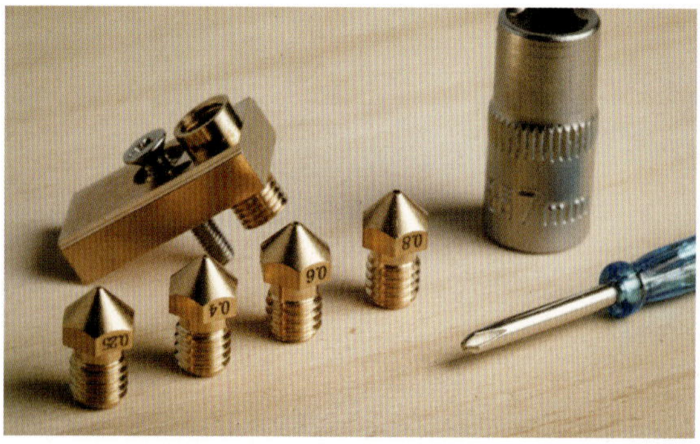

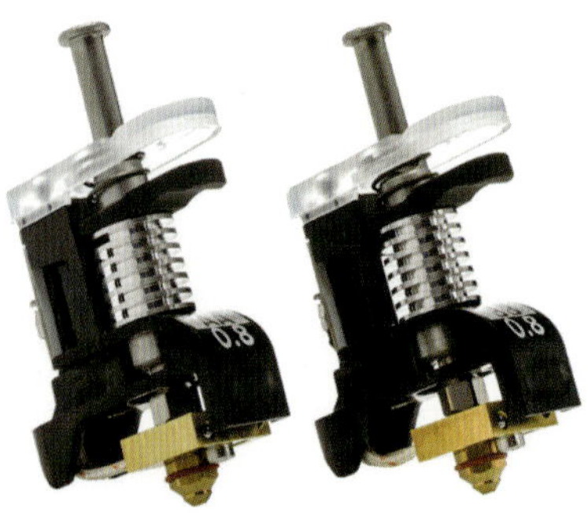

FFF 방식의 3D 프린터 직경 크기에 따른 노즐의 형태

5 알맞은 익스트루더 선택하기

FFF 방식의 3D 프린터의 출력 과정을 한 문장으로 요약하면 '익스트루더(Extruder)를 통해 필라멘트를 압출하여 형상을 만드는 과정'이라고 할 수 있다. 출력에 영향을 미치는 요인은 여러 가지가 있으나, 그중 가장 핵심적인 역할을 하는 것이 바로 익스트루더다. 그중 가장 핵심적인 역할을 하는 것이 익스트루더이기 때문에 사용자들은 기본적으로 구조와 방식을 이해하는 것이 좋을 것이다.

1) 익스트루더란?

익스트루더란 필라멘트를 녹여서 원하는 출력물을 만들게 도와주는 장치이다. 익스트루더가 필라멘트를 압출하는 과정은 필라멘트가 익스트루더로 공급되는 단계와 그 안에서 녹여져서 노즐을 통해 빠져 나오는 단계, 총 두 단계로 나뉜다. 그러므로 익스트루더 역시 두 부분으로 나뉜다. 바로 필라멘트 공급 장치인 콜드엔드(Cold end)와 필라멘트 용융 사출 장치인 핫엔드(Hot end)이다. 핫엔드 대신 프린터헤드(Printerhead, 또는 헤드)라는 용어를 사용하기도 한다. 익스트루더는 필라멘트를

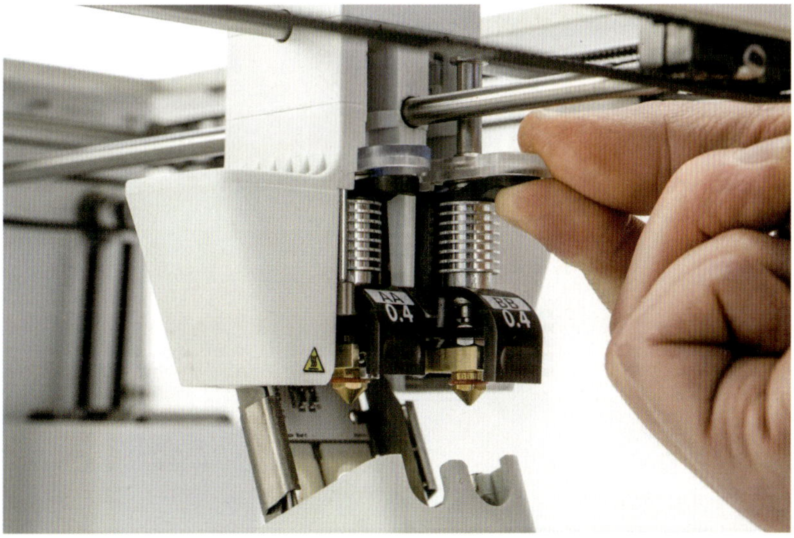

Ultlmaker 장비 프린트 코어

녹여 출력을 하는 핫엔드와 필라멘트를 공급해주는 콜드엔드를 합쳐서 부르는 용어이다. 3D 프린터가 처음 보급될 당시에는 서로 붙어있는 직결식이 대부분이었지만 얼티메이커사의 프린터가 보급되면서 핫엔드와 콜드엔드가 떨어져있는 보우덴방식이 늘어나고 있는 추세이다. 이 두 가지 구조들은 내가 출력하고자 하는 재료의 성질에 따라 선택하는 것이 좋다.

2) 직결식 익스트루더

FFF 방식 프린터가 본래 채용하고 있던 방식이기도 한 직결식 익스트루더(Direcr extruder)란, 헤드와 필라멘트 공급 장치가 결합된 채로 움직이는 방식을 말한다. 많은 프린터들이 직결식 익스트루더를 장착하고 있다. 대표적으로 국내 업체 포머스팜의 루고 프로 시리즈가 있다.

콜드엔드와 핫엔드 사이의 간격이 짧다는 점이 방식의 가장 큰 장점이다. 필라멘트 공급 거리가 길어질수록 공급량 조절이 어려워지는데, 직결식 익스트루더는 필라멘트 공급 거리가 짧아지기 때문에 안정적인 원료 공급이 가능하다. 출력의 성공을 위

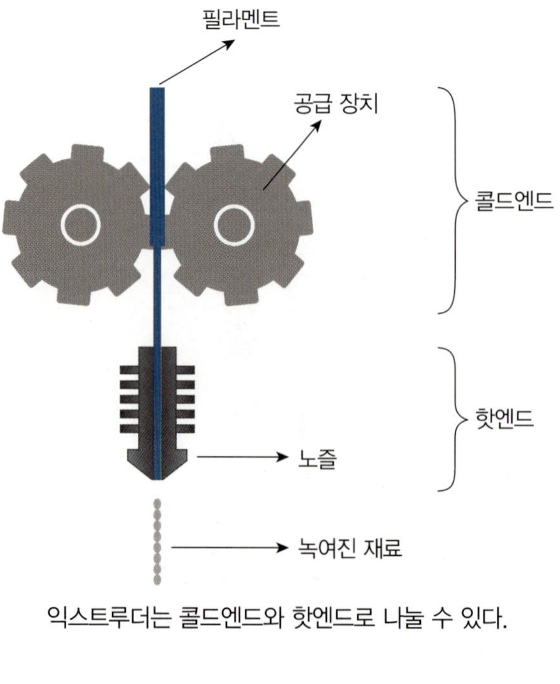

익스트루더는 콜드엔드와 핫엔드로 나눌 수 있다.

해서는 일정한 필라멘트의 공급이 매우 중요하다. 일정하고 정확하게 필라멘트를 공급하여야 출력물의 품질이 우수하기 때문이다. 필라멘트의 공급이 너무 많거나 부족하면 출력물의 품질을 떨어지게 할 수도 있다. 또한 직결식 익스트루더는 필라멘트 교체가 매우 쉽다라는 것도 장점이다.

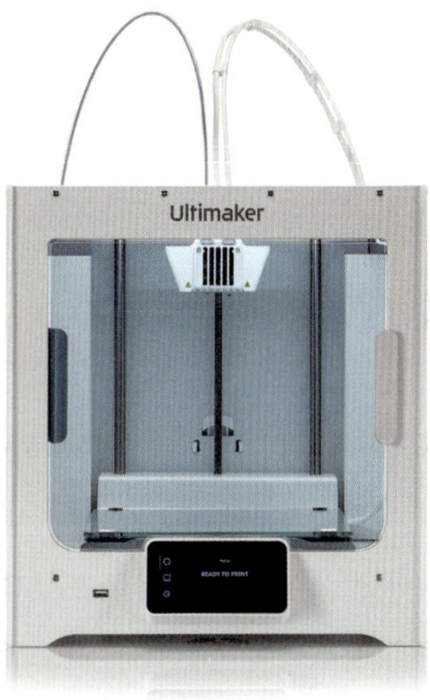

Ultimaker S3 모델

한편 직결식을 사용함으로 구조적인 문제가 생기는 단점이 있다. 직결식을 채택하기 위해서 프린터 헤드의 구조가 커지게 되며 수리 시 어려운 문제가 생길 수 있다. 또한 출력 크기에도 영향이 있으며 프린트 헤드의 중량이 무거워져 출력 시 방향전환을 할 때마다 관성에 의한 반동이 크게 발생한다. 이를 해결하기 위해서는 프린터 자체의 무게를 무겁게 하고 프린트 헤드의 이동 속도와 가속도를 낮춰야 한다.

3) 보우덴식 익스트루더

직결식 익스트루더의 문제를 해결하고자 개발된 것이 보우덴 방식이다. 대표적으로 Ultimaker의 S 시리즈 모델과 포머스팜의 Lugo pro 모델의 3D 프린터를 꼽을 수 있다. 3D 프린터를 꼽을 수 있다. 필라멘트 공급 장치와 헤드가 분리되어 있는 보우덴 방식 익스트루더는 필라멘트는 공급 장치와 헤드 사이에 연결된 튜브를 통해 공급된다. 보우덴이라는 명칭은 필라멘트 공급 장치와 헤드가 튜브로 연결된 모습이 마치 자전거 브레이크에 자주 사용하는 보우덴 케이블처럼 휘어졌다고 해서 붙은 이름이다.

보운덴 방식은 움직이는 부분이 가볍기 때문에 진동 제어 밑 고속 출력에 유리하다. 그러나 공급장치와 헤드 사이의 거리가 직결식에 비해 떨어져 있어 필라멘트 공급을 제어하는 것이 어렵다는 단점이 있다. 필라멘트를 테플론 튜브를 이용하여 공급하게 되는데 튜브의 영향으로 인해 필라멘트가 전달되지 못하는 경우가 있다. 튜브의 길이가 길수록, 또는 필라멘트의 탄성이 떨어질수록 영향을 받는다. 금속이 포함되어 탄성이 부족한 특수 필라멘트들은 튜브가 길수록 중간에 부러지거나 변형될 수 있는 단점이 있다.

4) 알맞은 익스트루더 선택하기

익스트루더는 유저가 사용하려는 재료와 사용 용도에 따라서 선택할 수 있어야 한다. 물론 최근에 3D 프린터 제작의 안정화가 지속적으로 이루어지고 있어서 직결식이나 보우덴 방식의 익스트루더들도 단점을 계속 보완하고 있어 출력이 쉬운 PLA와 같은 플라스틱 재료들은 어느 익스트루더든 출력의 안정성을 보이고 있다. 하지만 메디컬 3D 프린팅 분야에서는 특수 소재의 필라멘트를 사용해야 하기 때문에 유저가 처한 상황과 환경에 맞게 선택을 하여야 한다. 이 책에서 대표적으로 사용되는 직결식 익스트루더인 포머스팜 사의 루고 프로 엠, 보우덴 익스트루더인 얼티메이커 사의 얼티메이커 S3로 실험한 결과 기존의 단점들을 많이 보완한 장비들로 선정하였다.

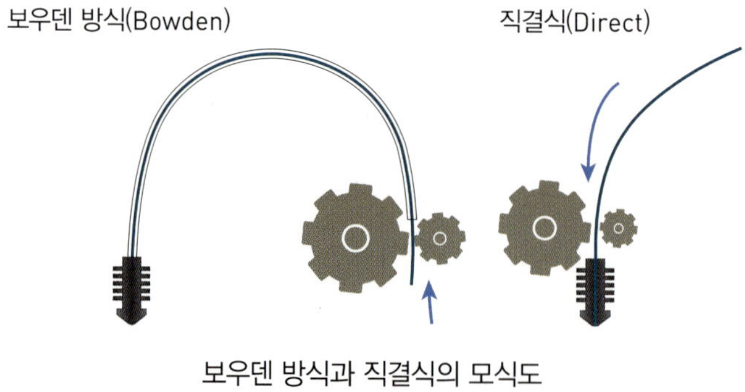

보우덴 방식과 직결식의 모식도

▍직결식과 보우덴 방식 익스트루더 비교

기준	직결식 익스트루더	보우덴 방식 익스트루더
필라멘트 공급 방식	주로 다이렉트 드라이브	주로 기어드 익스트루더
필라멘트 공급 제어	안정적이고 쉬움	불안정하고 어려움
출력속도	느림	빠름
안정성	진동 큼	진동 작음
정비성	쉬움	어려움
사용 재료	제한 없음	플렉시블 소재 사용 어려움
범용성	낮음(플랫폼에 따라 사용 어려움)	높음(대부분의 FFF 방식 프린터에 적용 가능)

제 2 부

방사선과학과 의료영상

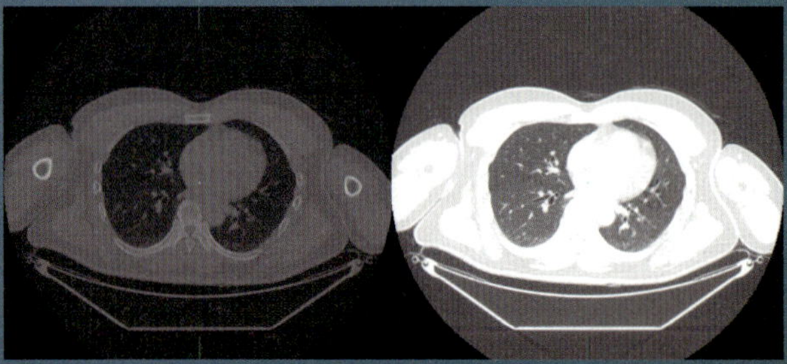

1장

방사선과학

1. 방사선과학
2. 의료영상
3. X선 발생원리

1 방사선과학

방사선과학은 1895년 X선을 발견한 독일 물리학자 빌헬름 콘라트 뢴트겐(Wilhelm Conrad Röntgen, Wilhelm Conrad Roentgen)에 의해 많은 발전을 하였으며, 현대의학에서 없어서는 안 될 요소가 되었다. 현재 임상에서는 X선 검사, CT, MRI, 초음파, 핵의학검사, PET-CT 등 전리 및 비전리 방사선을 이용한 검사들이 진단에 큰 도움이 되었으며, 이러한 검사들은 인체 내부를 개복 없이 알 수 있어 진단 영역에서 중추적인 역할을 하고 있다. 방사선 피폭이라는 단점에도 불구하고 진단분야에 필수적인 영역으로 활용되고 있다. 처음 필름을 사용한 아날로그에서 컴퓨터의 발전과 더불어 첨단화된 디지털장비가 보급되면서 CT, MR, 초음파 영상을 이용하여 3차원으로 재구성이 가능해졌으며, 인체 내 질병의 위치 및 해부학적 구조를 더욱 정확하게 알 수 있게 되었다. 방사선사의 업무도 암실에서 필름을 현상하는 아날로그 구조에서 디지털 영상을 관리하는 PACS실과 CT 영상을 3차원으로 재구성하는 3D-lab실 등의 구조로 변화했다.

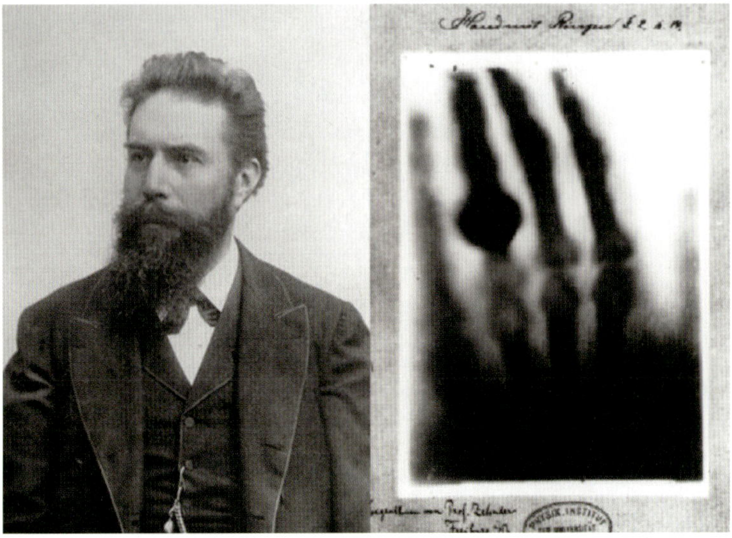

X선을 처음 발견한 빌헬름 콘라트 뢴트겐

2 의료영상

의료분야에서 방사선은 진단 및 치료 분야에 사용되며 대표적으로 X-ray, CT, MRI, 초음파, 암의 방사선 치료 등에 주로 사용된다. 방사선을 이용한 진단 및 치료는 인체에 방사선을 조사하였을 때 인체 내의 밀도와 성질에 따라 반사, 흡수, 투과되는 특성을 이용하여 영상화 한다.

Medical 3D 프린팅에 사용되는 의료영상들에 대해 먼저 알아보면 일반 X선 검사, 골밀도와 같은 검사영상은 2차원 영상이기 때문에 3D 프린팅을 할 수 없다. 일반 X선 검사는 정면, 측면 또는 사방향에서 2차원적으로 검사하는 방식이기 때문에 전체적인 해부학적 구조를 표현할 수는 있지만 3차원 구성을 할 수가 없기 때문에 3D 프린팅에는 적용할 수 없다.

Medical 3D 프린팅에 적용하려면 몇 가지 조건을 갖추고 있어야 한다. 첫 번째, 인체 내부를 검사한 영상이 연속적인 데이터 이어야 한다. 두 번째, 디지털 영상에 pixel당 일정한 기준의 값을 갖고 있어야 한다. 세 번째, 3차원 재구성 시 재현성이 좋아야 한다. 이러한 조건을 충족하고 있는 의료 장비는 CT, MRI이며 초음파검사도

▎물리적 특성에 따른 의학 영상

물리적 특성	의학영상
인체를 통과하는 X-선 이용	X-ray(X선 영상기술, radiography) (각 부위 조직의 투과된 X선의 감쇄 특성을 이용하여 평면형광판이나 필름에 생체 내부 구조를 영상화)
	CT(전산화 단층 촬영기술, Computer Tomography) (인체의 단면 주위를 돌면서 X-선을 투사하고 X-선이 인체를 통과하면서 감소되는 양을 측정하여 내부 구조를 영상화)
인체 내에 주입된 감마선 이용	PET(양전자 방출 단층 촬영기술, Positron Emission Tomography)
인체 내에서 반사된 초음파 이용	Ultrasound(초음파영상 진단기술) (송신된 초음파에 대해 생체 조직에서 반사된 초음파를 수신하여 반사되어 온 초음파을 증폭, 검출하여 모니터에 영상화)
인체 내 주입된 자기장 이용	MRI(자기공명영상 진단기술, Magnetic Resonance Imaging) (자력에 의하여 발생하는 자기장을 이용하여 생체 임의의 단층 영상을 얻을 수 있는 의료영상기기)

부분적으로 Medical 3D 프린팅에 적용할 수 있다.

1) 의료 데이터 획득과 변환

Medical 3D 프린팅에 적용이 가능한 CT, MRI영상은(이하, 의료영상) 검사 부위에 따라 공백없이 수십~수백 장의 단층 검사를 하며, 각 영상은 투과계수, 즉 HU(Hounsfield Unit, CT number)에 따라 한 Pixel당 물리적인 CT number를 가지고 있어 각 조직별로 구분이 가능하다.

Medical 3D 프린팅 분야에 주로 사용되는 장비는 CT이며, 이 책에서는 독자의 이해가 쉽도록 CT 위주로 설명하려 한다. 의료영상은 Pixel당 부여된 CT number에 따라 뼈, 장기 등 신체 내부 형상을 추출하여 3D 변환이 가능하고, 이미 3D로 재구성 하여 진단에 참고하고 있는 상태이다. 이러한 3D영상기법을 Medical 3D 프린팅에 적용하기 위해서는 최대한 높은 고 해상도 및 가장 얇은 slice thickness로 설정하고 검사를 시행 해야 3D 재구성 시 오차가 줄고 환자 내부 해부학적 구조의 재현성이 좋다.

Medical 3D 프린팅 및 3D 영상 재구성이 가능하려면 Pixel 당 CT number가 부여해야 한다고 앞서 설명하였다. CT number는 기본적으로 물과 뼈 그리고 공기를 표준으로 하며 설정된 Pixel에 상대적인 선감약계수인 CT HU(Hounsefield Unit/X선흡수계수)를 사용하여 흑백의 여러 단계를 표출하는 방식이다.

40단계 이상을 구별할 수 없는 인간의 시각 능력 때문에 HU값이 −1,000인 공기

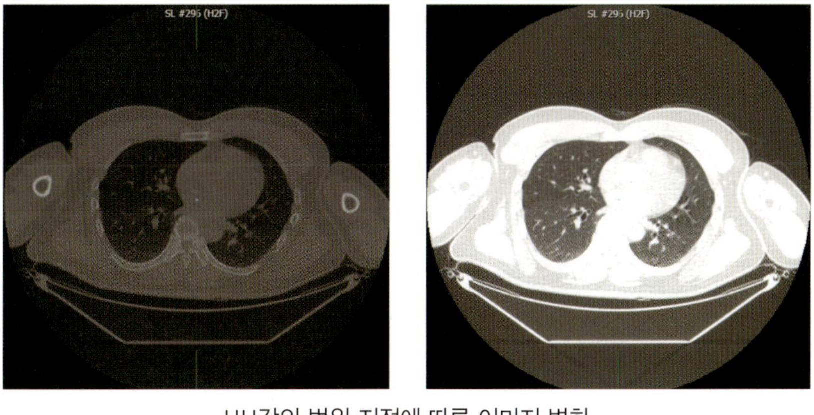

HU값의 범위 지정에 따른 이미지 변화

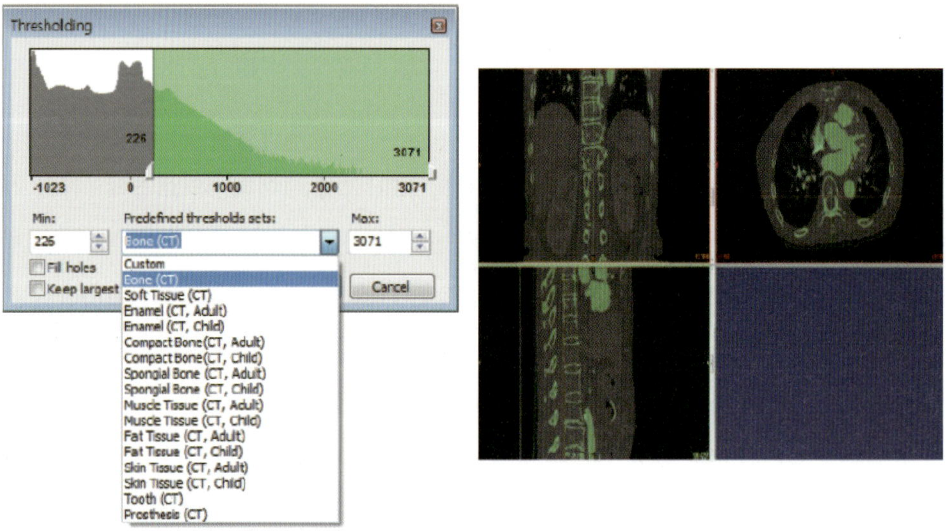

HU값 범위 지정에 따른 영상변환 작업 예시

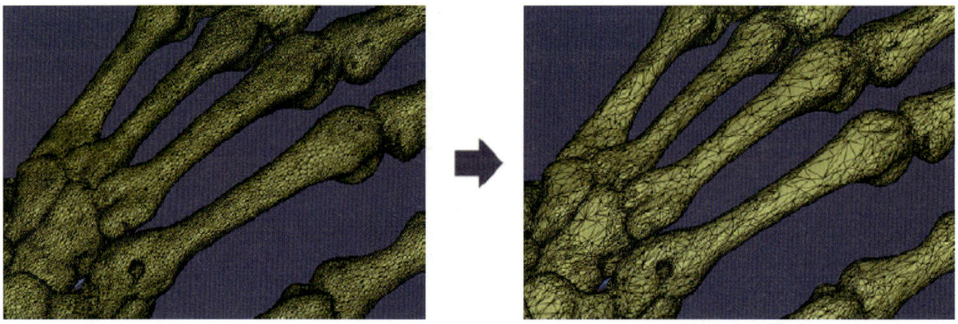

의료영상의 불필요한 Mesh 예시

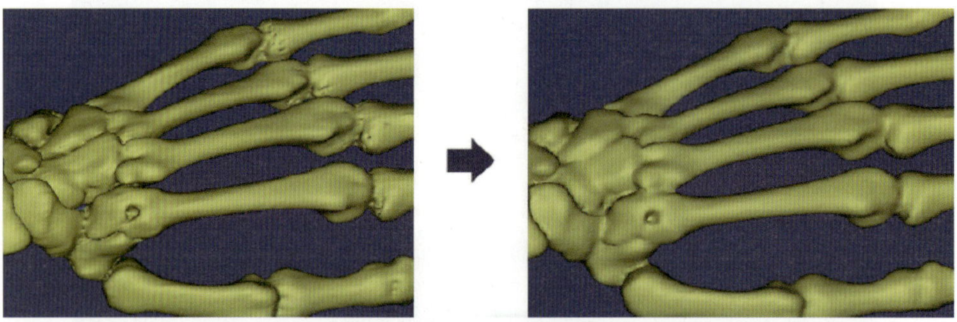

의료영상의 유실부분(GAP) 보완 작업 예시

부분부터 뼈의 2,000인 부분까지의 다양한 단계를 검사부위에 맞는 HU값의 범위를 지정할 필요가 있다. 연조직부터 경조직까지의 평균값이 제시되어 있는 CT 등 의료영상에서의 HU값에 대한 정의는 빅데이터를 기준으로 하며, 사용자는 최적화된 HU 수치를 각 평균값을 기준으로 찾아서 영상변환의 범위를 지정할 수 있다.

의료영상변환 소프트웨어를 활용해 필요한 부분을 추출하기 위해 HU값의 범위를 지정(Thresholding)하여 생성할 수 있다. HU값 범위 지정 시 동일 범위 내 포함되는 모든 영역이 표시되므로 별도 필요부분만 추가로 지정하여 필요한 의료영상만 정확히 나타낼 수 있도록 해야 한다.

변환된 의료영상의 대부분은 몇 가지 문제점을 가지고 있다. 표면이 매우 거칠게 표현되거나, 객체 정보가 명확하지 않은 부분은 유실되어 나타날 수 있기 때문이다. 그러므로 3D영상의 균일화 및 유실부분을 메꿔줄 수 있도록 추가 작업을 수행해야 한다.

3 X선 발생원리

전자와 물질 간의 상호작용에 의해 발생되는 X선은 두 가지로 구성된다. 물질을 구성하는 핵의 전기장 내에서 전자가 감속되어 발생하는 연속 X선과 물질에서 여러 가지 상호작용에 의해 궤도전자가 이탈한 후 원자 내 전자의 재배치에 의해 발생하는 특성 X선이 그것이다.

1) 연속 X선

고속 전자가 핵 가까이를 통과할 때 (−)전기를 띤 전자는 핵의 양전하와 상호작용으로 방향이 편향되면서 감속되고, 이때 전자기파(X선) 형태로 에너지를 방출한다. 전자가 편향되는 정도에 따라 방출되는 X선의 에너지가 변하는데, X선의 에너지가 연속적으로 분포하므로 이를 연속 X선(continuous X-ray, 제동방사선, bremsstrahlung)이라 부른다.

(1) X선의 에너지

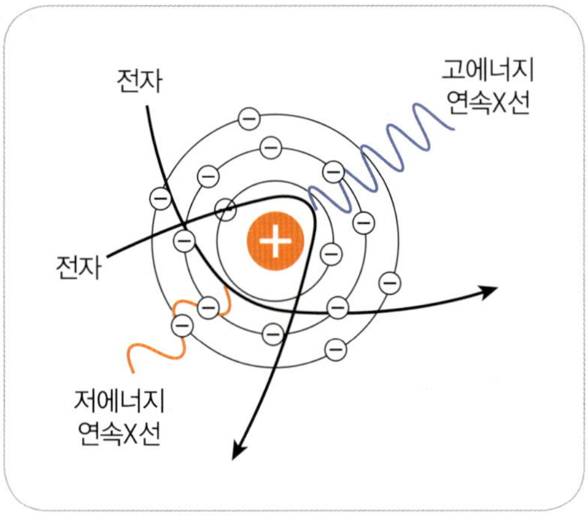

연속 X선의 발생과 X선 에너지 스펙트럼

전자와 핵간의 거리, 전자의 에너지 그리고 핵의 전하량에 따라 방출되는 X선의 에너지는 결정된다. 방출 X선의 최고에너지는 전자의 최대 운동에너지와 같다. 이는 최단파장은 관전압의 최대값에 반비례한다는 Duane-Hunt의 법칙으로 설명할 수 있다. 매우 얇은 표적과 전자가 상호작용했을 때 방출되는 광자수는 에너지에 반비례하고, 광자수와 에너지의 곱은 일정하다.

(2) X선 발생효율(연속 X선)

각 원자 주변에는 전자 에너지의 2승(E^2), 흡수체 원자번호(Z)에 비례한다. 각 물질간(단위 면적 밀도당 g/cm^2)의 X선 발생효율은 원자번호에 비례한다.

(3) 연속 X선의 방사 방향

관전압이 100 kV인 진단 영역에서는 입사 전자선에 대하여 수직 방향으로 X선의 강도가 가장 강하지만, 전자선의 에너지가 증가할수록 전자의 진행 방향으로 X선의 발생강도가 증가하게 된다. 표적이 두꺼운 경우에는 전자가 충돌을 반복하면서 1차 전자선에 대하여 X선 발생분포는 등방성을 나타낸다.

2) 특성 X선

가속전자와 충돌에 의해 원자에서 이탈된 궤도전자의 빈자리에 외각 전자가 채워지면서 그 결합에너지의 차이만큼의 X선이 발생한다. 이때 가속전자의 에너지는 결합에너지보다 커야 한다. 원자에 따라 전자궤도의 결합에너지가 고유하기 때문에 이때 발생하는 X선의 에너지는 원자에 따라 고유값으로 결정되므로 이를 특성 X선(characteristic 또는 line X-ray)이라고 한다(텅스텐을 X선관의 초점으로 이용하면 가속전압에 따라 결정되는 연속 X선과 텅스텐 고유의 특성 X선이 발생한다).

Medical 3D 프린팅에 주로 사용되는 CT는 이런한 원리를 이용하여 발생된다.

2장

CT / MRI

1. CT
2. MRI

1 CT(Computed-Tomography)

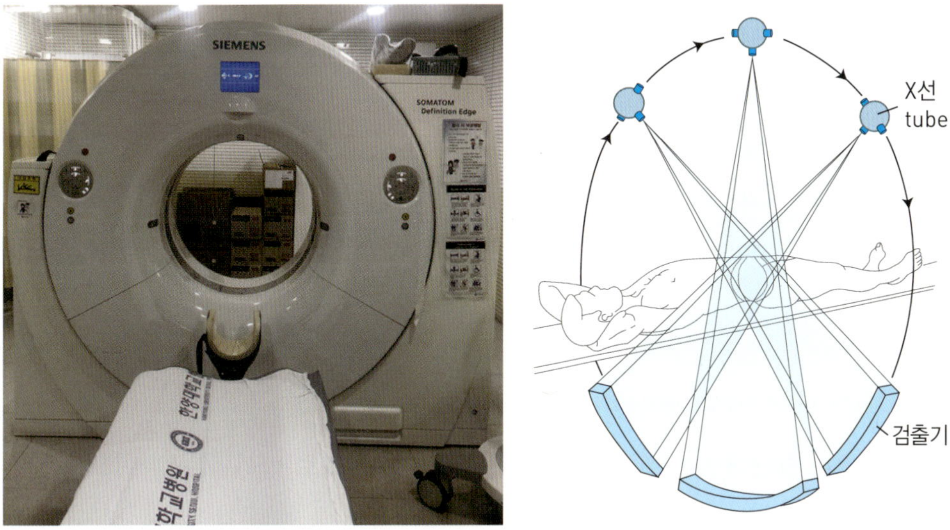

CT 장비와 CT 영상 획득 원리

장기의 기능이나 상태를 영상화하여 진단 목적에 따라 다양한 방법으로 고화질의 영상을 나타낼 수 있는 방사선 영상진단분야에서 컴퓨터단층촬영(CT)은 인체 장기의 해부학적 구조를 정확하게 묘출할 수 있다. 컴퓨터단층촬영법(CT)은 1895년 뢴트겐의 X선 발견 이래, 의학적 영상의 역사에 있어 가장 획기적인 진전이라고 할 수 있다.

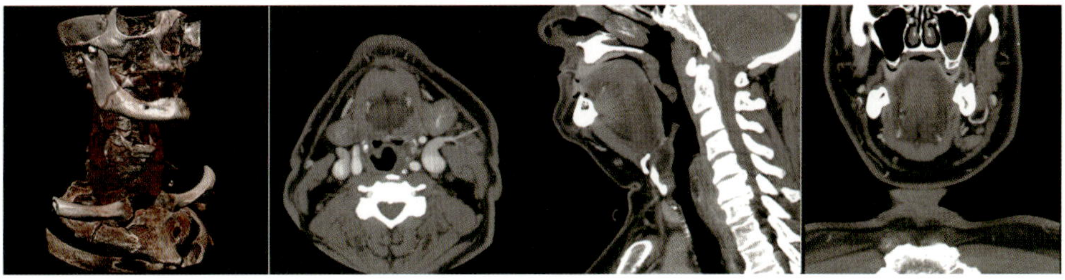

CT를 이용하여 획득한 영상

1) 기본원리

CT(Computed Tomography)는 컴퓨터단층촬영 혹은 전산화단층촬영이라고 불리며 X선을 환자에게 조사하고 얻어진 신호를 컴퓨터로 계산하여 영상화하는 장비이다. 원리를 들여다보면 X선관과 검출기가 서로 마주보고 있으며, X선관에서 X선을 여러 회전 조사하면서 여러 각도에서 인체를 투과 한 감약된 정보를 검출기가 받아들여 컴퓨터로 전송하고 수학적 기법을 이용하여 인체 내부의 해부학적 구조를 횡단면으로 영상을 표현한다. 이때 영상에서 보여지는 gray scale의 한 pixel당 부여되는 색은 고유의 CT number를 가지고 있으며, CT number는 해부학적 조직의 밀도로 나타낼 수 있다.

2) DAS(data acquisition system)

검출기에서 감약된 X선 신호는 섬광체를 통해 빛 신호로 바뀐 후 광다이오드를 통해 전기적신호(analog 신호)로 바뀌며, 이 신호는 wire를 통해 각각의 cable과 연결된 컴퓨터 board들로 전달되어 digital신호로 바꾸어 주며, 이 신호를 DAS를 이용하여 영상 처리 컴퓨터로 보낸다. DAS는 입력되는 analog 신호의 양만큼 출력되는 digital 신호로 비례하게 전환이 잘 되어야 하며, 안정성이 좋고 침윤이 없어야 하며 노이즈가 적어야 하고 검출기에서 반응하는 신호의 범위(동적범위)가 넓어야 한다.

여기서, 감약된 X선 신호가 디지털화 되는 과정은 다음과 같다.

Scanning(주사) → Sampling(표본화) → Quantization(양자화) → Coding(부호화)

① Scanning(주사)

X선관과 검출기가 360° 회전하면서 scan을 하면 하나의 slice를 얻는다. 이때 얻어진 데이터는 Z축 방향의 slice thickness를 가지므로 복셀(voxel)의 값을 가진다. X선 검출기에서 검출되는 2차원 analog 영상은 scanning에 의해 1차원 analog 신호로 변환된다.

② Sampling(표본화)

검출기에서 측정되어진 감약 데이터로 얻어진 전기적 신호(analog 신호)를 시간적으로 이산화시키는 것을 말한다. 즉, 수평방향으로 scanning한 것을 일정간격으로 위에서 순서대로 반복되게 선주사 하는 것을 말한다. Sampling 간격이 짧을수록 원래의 영상으로 복원되며, 길어지면 sampling 수가 적어져서 영상에 모자이크 모양의 왜곡이 일어난다(aliasing artifact).

③ Quantization(양자화)

Sampling된 analog 진폭 값을 파형에 크기에 따라 임의로 정수화시키는 것으로 analog 파형과 정수화된 값은 항상 비례해야 한다.

④ Coding(부호화)

양자화된 디지털 값을 영상 처리 컴퓨터로 보내기 위해 이진부호로 바꾸어 주는 것을 말한다. 위의 4가지 단계를 거쳐서 만들어진 data를 measurement data라 하며 이 data를 영상 처리 컴퓨터로 보내어진다.

3) 영상 저장

영상의 저장(picture archiving)은 검사 결과의 판독, 3차원 영상(3D)의 구성 등의 목적으로 이루어진다. 저장 영상의 정보는 순수 영상 영역인 DICOM 영상 파일과 환자 성명과 성별, 진료 과, 검사명과 검사 시행 사항 등의 정보들이 정리되어 있는 정보 영역으로 구분할 수 있다. 이 두 영역은 별도의 파일 형식으로 저장된다.

임상에서 영상의 판독과 3차원 영상처리에 이용되는 정보는 압축되지 않은 원시 정보 또는 무 손실압축(lossless compression)은 데이터 압축 방법의 하나로, 압축된 데이터를 다시 복원(decompress)하였을 때 압축되기 이전의 원래 데이터와 모든 비트가 일치하는 압축 방법, 문장(text)이나 부호 데이터, 수치 데이터 파일 등은 반드시 무손실 압축 방법을 사용하여 압축해야 한다. 무손실 압축 방법은 일반적으로 파일의 크기를 원래의 40%까지 압축할 수 있다. 이는 높은 수준의 영상정보의 압축은 영상의 변형을 의미하는 양자화 오차(quantization error) 또는 양자화 잡음(quantization noise)이 커지게 되어 오진의 확률을 높이기 때문이다. 판독 및 영상처리가 끝난 영상에 대해서는 선택적으로 손실압축(lossy compression)을 적용하기도 한다.

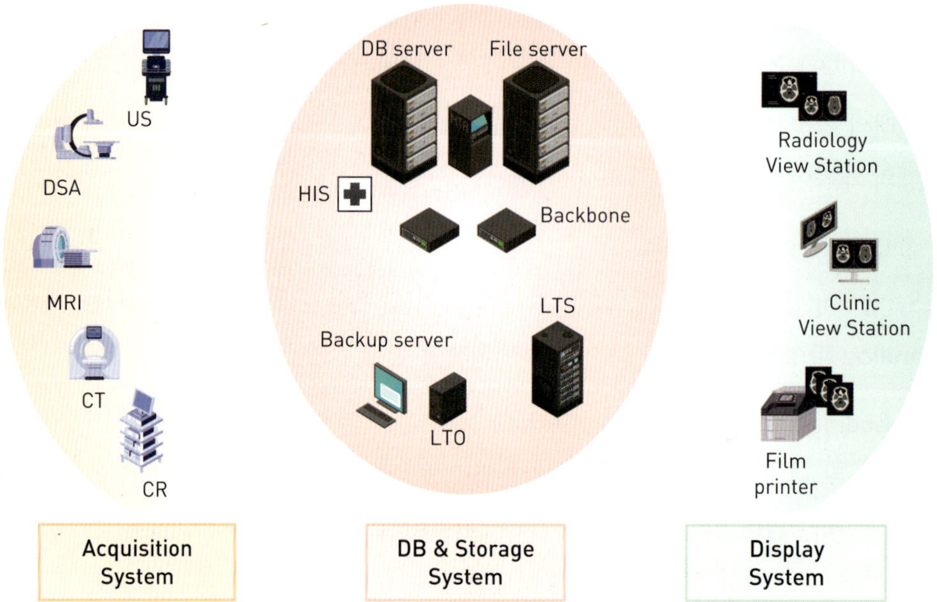

PACS system의 구성

4) 개발과 원리

현대 의료에서 정말 없어서는 안될 CT 장비의 역사는 약간 특이하다. 1972년 EMI 사의 G. N. Hounsfield에 의해 Computerized axial transverse scanning이란 명칭으로 처음 보고되었다. EMI사는 의료장비를 만드는 곳이 아니라 현재 방탄소년단의 인기와 자주 비교되는 세계적인 가수 그룹 비틀즈를 키워낸 음반회사였다. EMI사의 기술자였던 Hounsfield는 그는 펜슬(pencil) 형태의 가는 X선 속으로 두부의 어느 단층면을 여러 방향에서 스캔하여 투과한 X선 분포를 컴퓨터로 처리함으로써 단층상을 얻는 획기적인 개발을 하였고 CT의 아버지라고 불리고 있다.

CT는 기술과 컴퓨터의 발전과 더불어 지속적으로 개발되었으며, 현재는 수 초만에 검사를 시행하거나, 3차원 재구성 기법을 통해 인체 내부를 더 정확히 알 수 있을 정도로 많은 성장을 하였다. 이러한 CT의 발전이 메디컬 3D 프린팅에 영향을 주었으며, 우리는 CT 데이터를 이용하여 3차원으로 재구성 하고 환자의 해부학적 구조와 동일하게 메디컬 3D 프린팅을 시행할 수 있다.

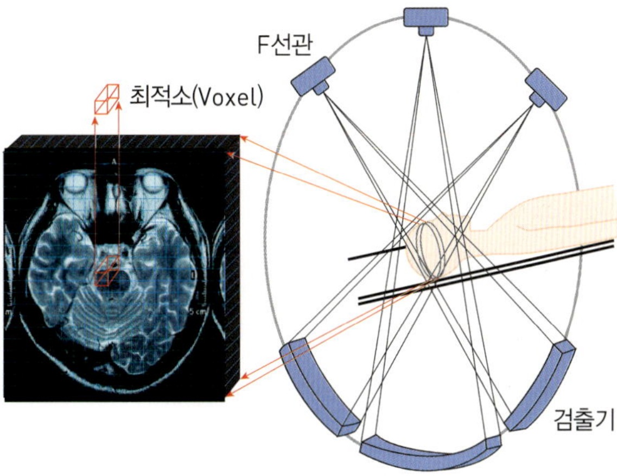

X선 CT의 원리

5) CT값(CT number)

X선이 물질을 통과하면서 단위길이당 감쇠되는 양을 선감쇠계수(μ; linear attenuation coefficient, cm^{-1})라고 하며, 인체에서는 뼈나 석회화된 조직의 선감쇠계수가 가장 크고, 공기층의 선감쇠계수가 가장 작다. CT값(CT number)는 다음 식과 같이 물의 선감약계수를 기준으로 다른 조직의 선감쇠계수와의 차이에 확대상수 1000을 곱하여 나타낸다. 이때 물과 뼈의 선감약계수가 각각 0.19, 0.38이면 물의 CT값은 0, 뼈의 CT값은 1000이다.

6) 윈도우 폭(Window Width)/윈도우 레벨(Window Level)

CT영상은 단층면의 체적소(voxel, 체적의 최소단위)에 대응하는 평면상 화소의 CT값을 그레이 스케일(백에서 흑까지의 계조)로 표시한 것이다. CT에서 윈도우 폭과 윈도우 레벨의 개념도를 나타낸 것이다. 영상의 농도값 중심이 되는 값인 윈도우 레벨(window level)과 그레이 스케일로 표시되는 범위를 윈도우 폭(window width)으로 결정하면, 종래의 X선 영상에서 X선 흡수의 차이가 적어서 식별할 수 없었던 영역(예를 들면 뇌의 회백질과 백질)도 쉽게 구별할 수 있는 영상을 만들 수 있다.

윈도우 폭이 넓으면 대조도와 분해능이 낮아지며 윈도우 레벨은 진단에 필요한 정보가 명확히 보이도록 적절하게 설정하여야 한다.

7) 영상 재구성 알고리즘

4개의 작은 원으로 구성된 피사체에 대하여 감쇠된 X선이 검출기에 의하여 투영된 1차원 투영(projection)데이터가 X선관 회전 각도별로 획득된다. 획득된 투영된 데이터를 모아서 쌓으면 사이노그램(sinogram)이 되며 원 데이터(raw data)라고도 한다. 사이노그램을 단면영상으로 재구성하기 위해서는 역라돈 변환원리를 적용하는데 이를 컴퓨터가 구현하기 위해서는 역투영법(back-projection), 반복법(iterative methods), 분석법(analytic methods) 등의 알고리즘을 적용하면 된다. 그러나 투영 데이터는 회전 각도의 유한한 차이에 의하여 별모양과 같은 start artifact 혹은 blur-

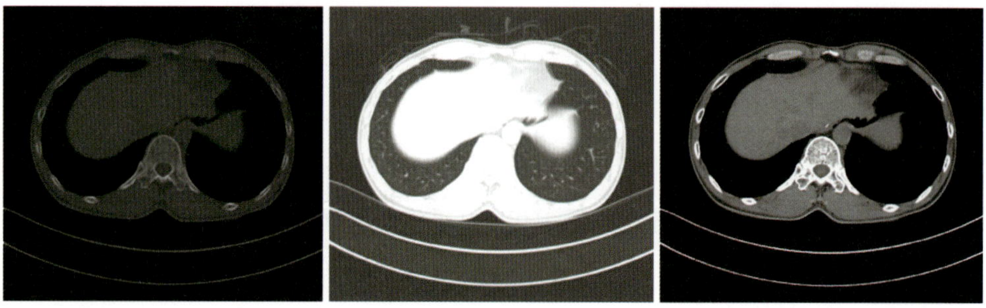

WW: 2000, WL: 500 　 WW: 1500, WL: -700 　 WW: 400, WL: 40

인체조직의 CT값과 HU

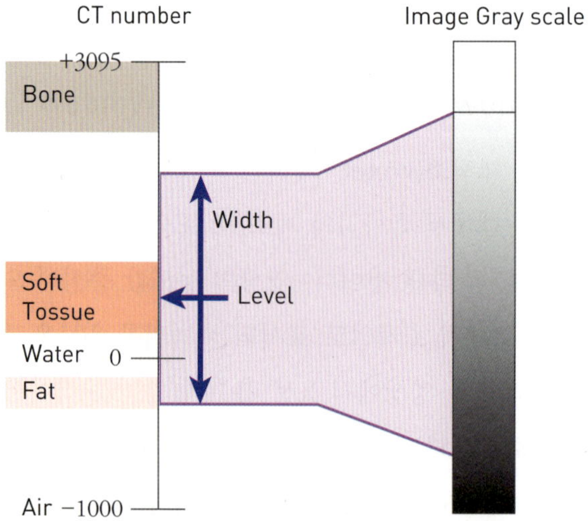

윈도우 폭과 윈도우 레벨의 설정

ring artifact가 발생하기 때문에 투영된 데이터에 대하여 재구성필터(convolution filter) 등을 사용한 역투영법(Filtered Back-projection)을 통하여 노이즈 감소, 선예도 향상 등 영상의 화질을 개선할 수 있다. 이 과정은 검사 부위에 따라 영상의 특징이 있으므로 각 검사 부위마다 달리 적용하고 있다.

8) 허상(Artifact)

CT에서는 종래의 X선 영상에서는 볼 수 없었던 허상(artifact)이 나타날 수 있다.

① 부분 용적 현상

CT의 선감쇠계수는 화소 전체가 균일한 것으로 계산된다. 따라서 작은 석회화가 체적소 내에 있으면 영상 화소 전체의 CT값이 높은 것으로 표시(공기가 존재하면 반대로 화소 전체의 CT값이 낮아진다)되며, 이를 부분 용적 현상(partial volume phenomenon)이라 한다.

② 별 형태의 허상

밀도가 높은 금속이나 조영제에서 방사상으로 나타나며, 이를 제거하기 위해서는 원인이 되는 부분을 단층면에서 제외하는 수밖에 없다.

③ 링 형태의 허상

X선관이 팬 빔을 방출하면서 회전하는 장치에서 검출기의 조정이 잘 되지 않았을 때 나타나는 허상으로 영상의 중앙을 중심으로 한 동심원형의 허상을 말한다.

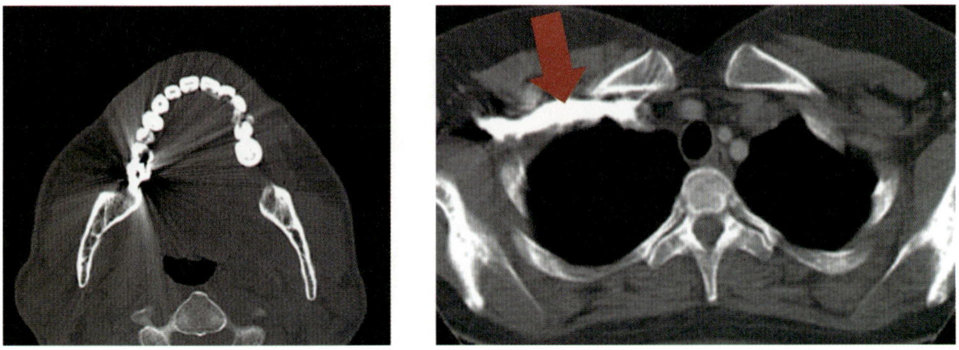

별 형태의 허상 사례

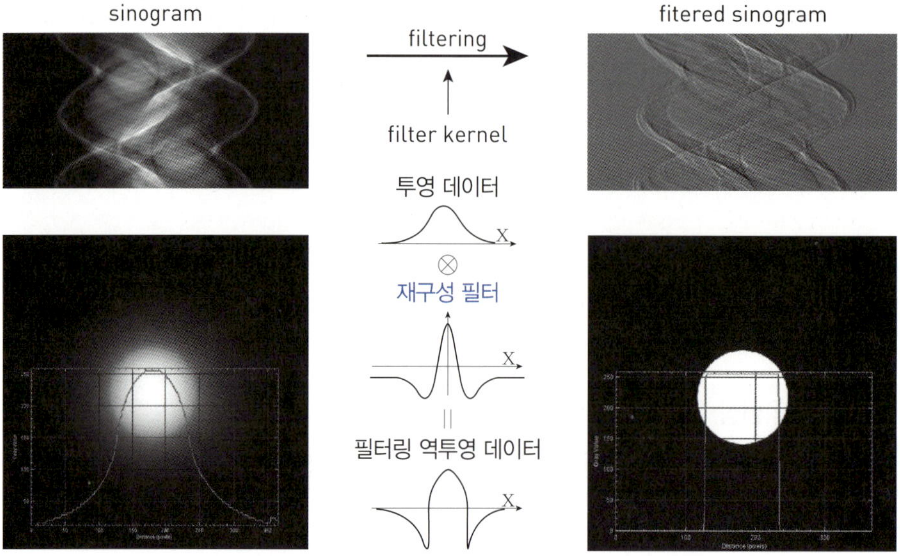

역투영법을 이용한 영상품질 개선

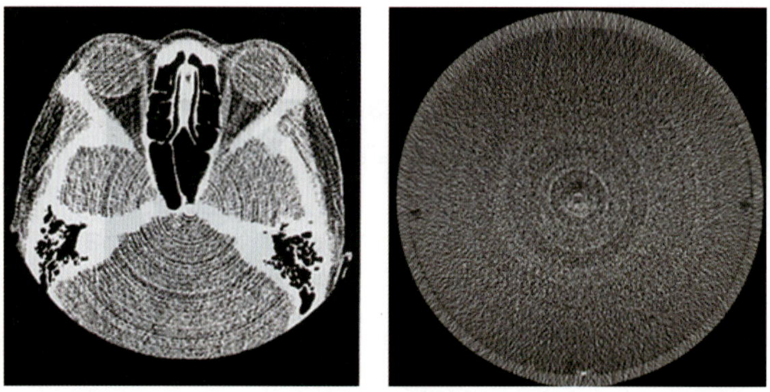
링 형태의 허상 사례

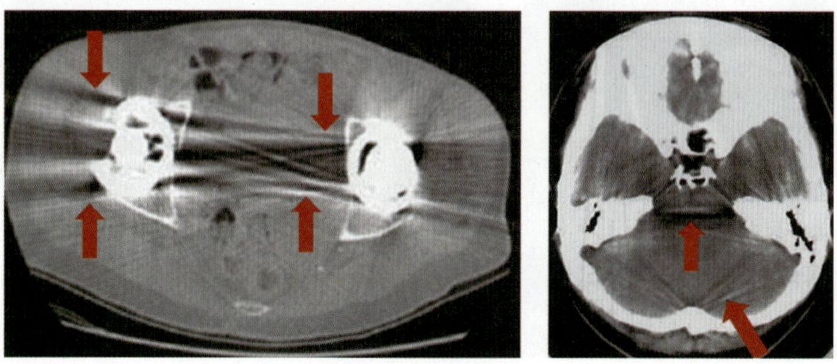
Beam hardening에 의한 Skeaks과 Dark bands 허상 사례

④ Beam hardening

CT에서 사용하는 X선 또한 연속 에너지 분포를 가지는 제동 복사선이므로 피사체 내에서 X선량은 감소하고 X선의 평균에너지가 증가하는 현상(beam hardening effect)이 발생하며, 이 현상은 피사체의 중심으로 갈수록 증가한다. 따라서 피사체의 바깥보다 중심이 어둡게 나타날 수 있다. 이를 개선하기 위하여 나이넥타이 모양의 bow tie 필터를 사용하기도 한다.

9) 임상적응

X선 CT는 대조도 분해능이 높은 인체의 2차원 횡단층상(관상 단층상이나 시상 단층상도 가능) 뿐만 아니라, 3차원 및 4차원의 체적 영상을 쉽게 얻을 수 있다. 뿐만 아니라 각종 조영제의 개발과 더불어 대조도가 더욱 향상되었고, 혈행 동태에 관한 정보도 얻을 수 있게 되었다. 초기 CT가 도입되었던 머리에만 한정되지 않고, 현대 의학에서 형태적 정보를 필요로 하는 전신의 거의 모든 장기의 질환에 CT를 이용하게 되었다. CT를 이용한 검사는 조영제를 사용하지 않는 단순 CT검사와 수용성 요오드조영제를 병용한 조영 CT검사가 일반적으로 사용된다. 요오드조영제 급속 정맥주사와 고속 연속스캔을 조합시킨(dynamic CT)는 혈행 동태의 분석에 유용하다.

또 메트로자마이드의 지주막 하강 주입을 병용하여 CT-myelography, CT-cisternography 등도 시행되고 있다. 최근에는 다수의 검출기를 사용하여 심장과 같이 움직이는 장기를 빠른 시간 내 영상 획득이 가능하게 되었으며, 3차원 영상 재구성 기법을 이용하여 심장, 혈관 등의 다양한 정보를 얻을 수 있게 되었다. 이러한 기능을 이용하여 메디컬 3D 프린팅 분야에 응용할 수 있다.

2 MRI

앞서 언급한 CT는 X선을 이용하여 영상화 한다면, MRI는 자석을 이용하여 인체 내 수소의 핵자기공명현상을 영상화하는 장비이다. MRI는 CT에 비하여 연부조직의

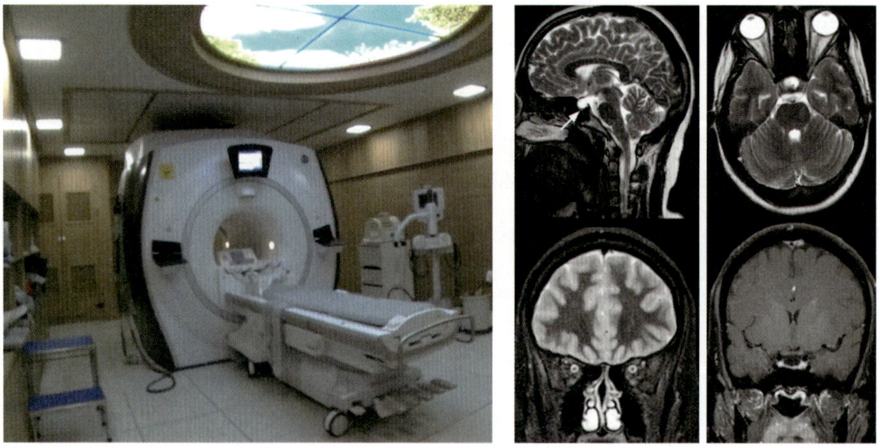

MRI 장치와 MR 영상

대조도가 양호하고, 화질이 우수한 여러 방향의 단층정보를 얻을 수 있으며, 또한 형태적 정보만이 아니라 기능적, 화학적 정보도 얻을 수 있는 장점이 있다. 자기공명신호의 강도는 주로 4개의 인자[수소원자 밀도, 종이완시간(T1), 횡이완시간(T2), 수소의 움직임)]에 의해 결정되며, X선, 핵의학, 초음파가 단일 인자를 계측하는 것과 비교할 때 큰 차이가 있다.

종양에서는 T1과 T2의 연장이 일어나며, 어느 정도 크기를 형성하면 반드시 정상 조직과 구별된다. MRI는 T1, T2의 비중을 변화시킨 각각의 계측법이 있으며, 2개 조직(예를 들면 뇌피질과 뇌실)의 상대적 신호 강도가 역전되어 얻어지므로 MRI를 해석할 때는 어떤 방법으로 촬영하였는가를 확인하여야 한다. 그리고 영상에 대한 임상적 가치는 CT와 경합하여 그 우열에 관해서는 검토가 필요하지만 중추신경(특히 뇌간, 척수), 심장, 대혈관, 기타 운동 장기에서는 확실히 MRI가 우세하다.

1) 개발과 원리

핵자기공명(nuclear magnetic resonance, NMR) 현상이란 정자기장에 놓여 있던 원자핵이 공명 주파수라 불리는 특정 주파수의 전자파(라디오파)를 흡수하여 그 에너지의 일부를 방출하는 현상으로 1946년에 하버드대학의 Bloch와 스탠포드대학의 Purcell에 의해 각각 발견되었다. 당초에는 물질의 구조를 결정하기 위한 화학 분석법으로 이용되었으나, 1971년 뉴욕 주립대학의 Damadian이 NMR로 얻은 정보의 하나인 이완시간이 악성 종양과 정상조직에서 서로 다르게 나타난다는 사실을 밝혀내었다. 이후 의학에 응용이 시도되었으며, 1973년 동 대학의 Lauterbur가 경사자기장을 이용하여 2차원 NMR 영상을 얻는 방법을 고안함으로써 NMR imaging 즉, MRI가 실현되었다.

① 양성자의 세차운동과 Larmor 주파수

수소의 원자핵인 양성자는 +1/2(up spin)과 −1/2(down spin)의 두 종류의 스핀 양자수를 가지며, 외부 자기장이 없을 때는 모든 양성자의 스핀이 무작위로 정렬하고 있으므로 물체가 자석의 성질을 나타내지 않지만, 강한 외부 자기장에서는 물질 내에서 양성자의 스핀이 외부 자기장에 의해 up 또는 down 방향으로 정렬하면서, 정렬된 up, down 스핀의 개수 차이만큼 순자화(net magnetization, M)가 나타난다. 또한 다음 식과 그림과 같이 외부 자기장에 비례하는 주파수의 세차운동을 하게 된다. 이때 세차운동의 주파수(f, MHz)를 Larmor 주파수라고 한다.

② 순자화(net magnetization; M)와 자기공명현상

외부 자기장에 의해 보는 바와 같이 스핀 +1/2(up spin) 양성자가 스핀 −1/2(down spin) 양성자에 비하여 더 많이 정렬되므로 그 차이가 순자화로 나타나며, 이때 외부

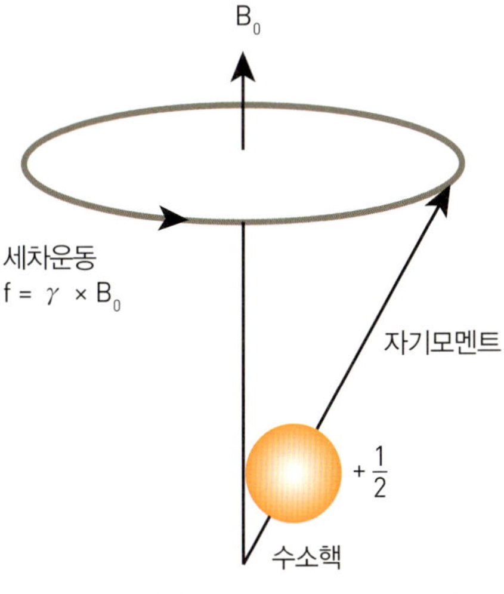

외부 자기장(B_0)에 의한 양성자의 세차운동

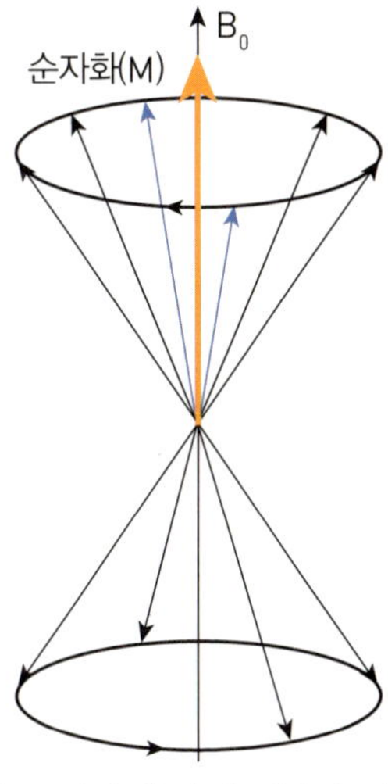

외부 자기장(B_0)에 의한 순자화

자기장과 나란한 방향을 종축, 외부 자기장에 수직인 방향을 횡축이라고 한다. 이렇게 외부 자기장에 의해 정렬된 상태에서 Larmor 주파수와 동일한 주파수의 라디오파(RF wave)를 가하면 공명현상(resonance effect)에 의해 −1/2의 스핀을 가진 양성자가 에너지를 흡수하여 +1/2로 여기되면서 순자화의 종방향 및 횡방향 자기모멘트가 영향을 받게 된다. 이처럼 핵을 구성하는 양성자의 세차운동 주파수와 동일한 주파수의 라디오파로부터 공명현상에 의하여 에너지를 흡수하므로 이를 핵자기 공명현상이라고 한다.

③ 이완시간

이완시간이란 라디오파의 인가로 여기 상태에 있던 핵스핀이 라디오파를 제거한 후 원래의 열평형상태로 돌아오는 시정수이며, 종자화의 이완시간을 T1, 횡자화의 이완시간을 T2라고 한다.

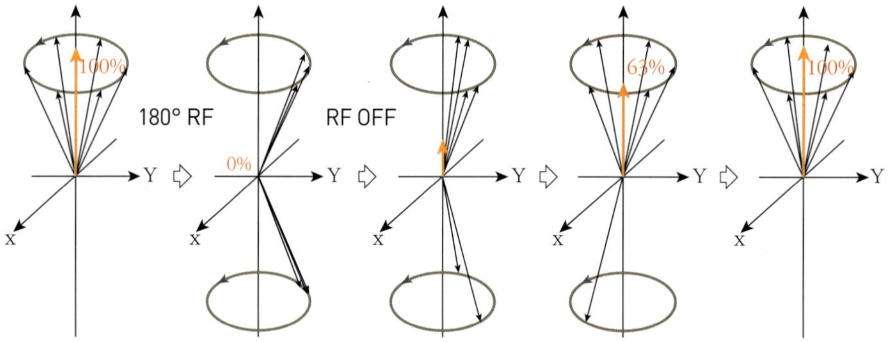

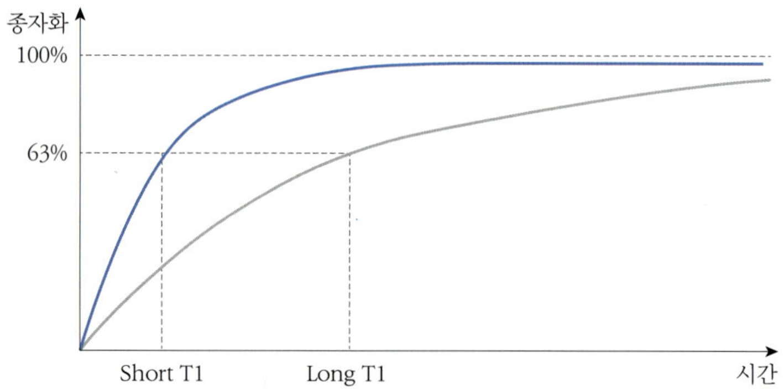

종이완과 T1

■ 종이완시간(T1)

그림은 라디오파에 의하여 스핀계에 주어진 에너지가 외부 환경(격자)에 의해 흩어져 없어지면서 스핀계가 원래의 열 평형상태로 돌아오는 것을 보여주고 있으며, 최대 종자화의 63%가 회복되는 데 걸리는 시간(시정수)을 T1이라고 한다. 조직의 자유수나 수분 함량 정도에 따라 연장되며, 악성종양에서는 일반적으로 정상조직에 비해 T1이 연장되어 나타난다.

■ 횡이완시간(T2)

그림은 외부 자기장과 직교 방향에서 스핀계에 라디오파의 에너지를 주었을 때 생

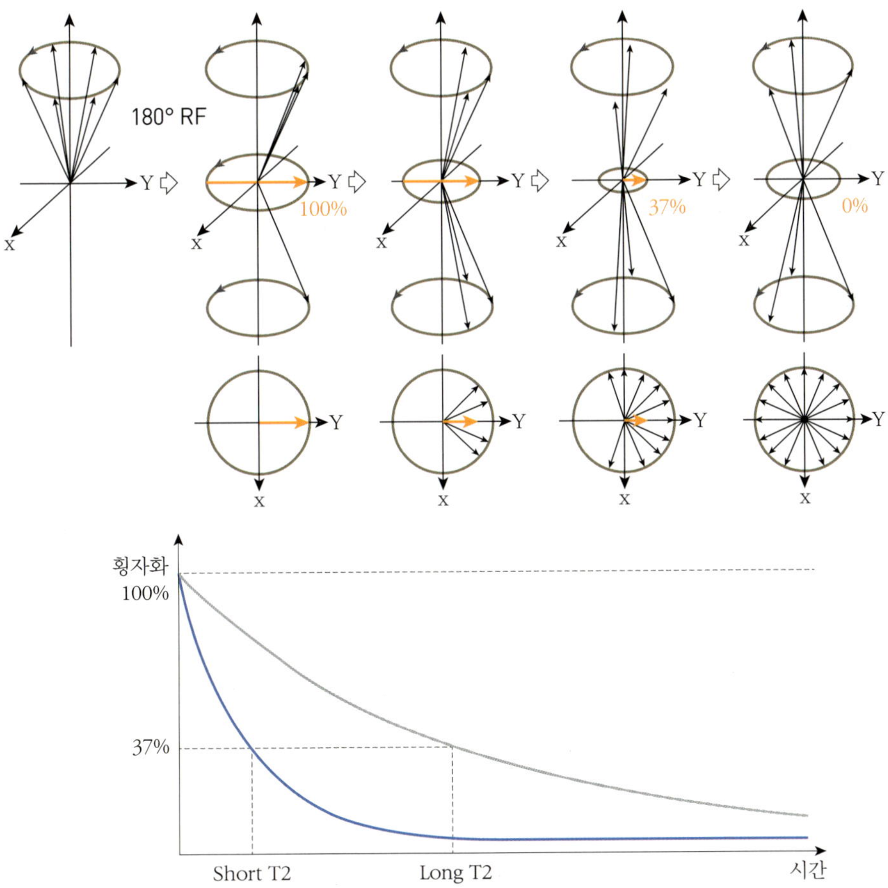

횡이완과 T2

기는 횡 방향의 자화가 감쇠하는 것을 보여주고 있으며, 이때 횡자화의 63%가 감소하는 시간(시정수)을 T2라고 한다. T2는 고체보다는 액체에서 길게 나타나며, 악성 종양에서는 일반적으로 정상조직에 비해 T2가 연장되어 나타난다.

④ 스핀에코법과 경사에코법

MR 영상 인자를 획득하기 위하여 여러 형태의 펄스를 순차적으로 인가하게 된다. 대표적으로 SE(spin echo), GE(gradient echo) 및 FID(free induction decay)로 구분할 수 있다. 그림은 SE법을 보여주고 있으며, 에코 신호가 나오는데 걸리는 시간을 TE(echo time), 반복되는 펄스 시퀀스의 시간을 TR(repeat time)이라고 한다. TR과 TE의 설정에 따라 획득되는 MR 영상이 영향을 받으며, TR과 TE를

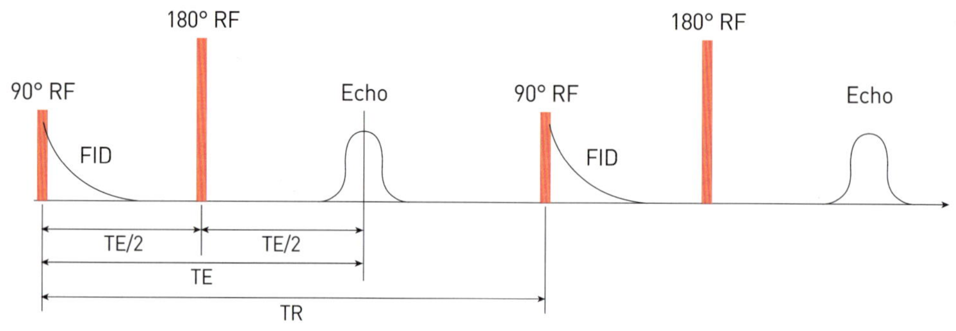

스핀에코법(SE)

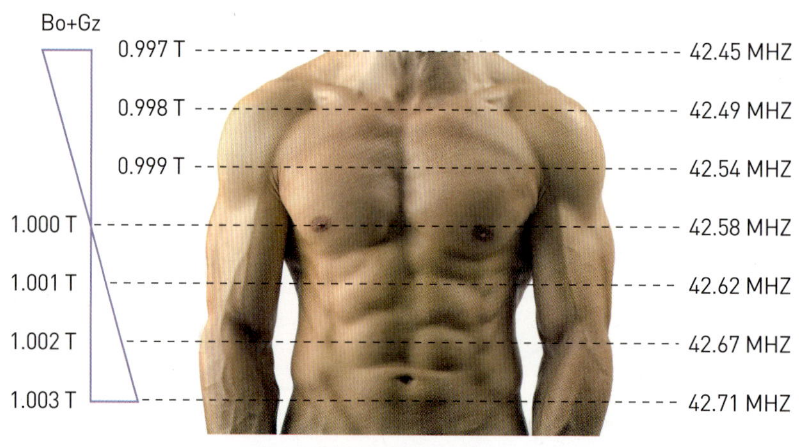

경사자기장의 원리

모두 길게 설정하면 T2 강조 영상이 얻어지고, TR과 TE를 모두 짧게 설정하면 T1 강조영상이 얻어진다.

⑤ 경사자기장

앞서 인체조직의 성분이나 질병의 유무에 따라 T1, T2 등의 MR 영상 인자에 차이가 있음을 설명하였다. 하지만, 질병의 진단을 위해서는 MR 신호가 발생하는 2차원상의 위치를 알아야 하며, 이 문제는 1973년 Lauterbur가 고안한 경사자기장으로 해결되었다. 경사자기장에 의해 각 화소에 위치한 양성자에 인가되는 자기장의 차이가 발생하고, 그 차이에 의해 Larmor 주파수 차이가 발생하게 되므로 라디오파의 주파수가 MR 신호의 발생 위치에 대응된다. MR 영상을 구현하기 위해서는 2차원 상에서의 MR 신호위치를 구별하여야 하므로 기술적으로 위상부호화 경사자기장과 주파수 부호화 경사자기장을 인가하여 MR 영상을 구현하고 있다.

⑥ 펄스 시퀀스(pulse sequence)

MR 영상을 구현하기 위해서는 MR 인자를 획득하기 위한 라디오파와 검출된 MR 신호의 위치를 결정하여야 하므로 라디오파를 순차적으로 인가하고 출력되는 신호를 측정하여야 한다. 이렇게 순차적으로 라디오파를 인가하는 과정을 펄스 시퀀스라고 하며, 그림에서 펄스 시퀀스의 예시를 보여주고 있다. 에코 신호를 획득하기 위한 90° 및 180° 라디오파와 Z축의 단면을 결정하기 위한 경사자기장, X축과 Y축의 좌표를 결정하기 위한 위상부호화 경사자기장과 주파수 부호화 경사자기장을

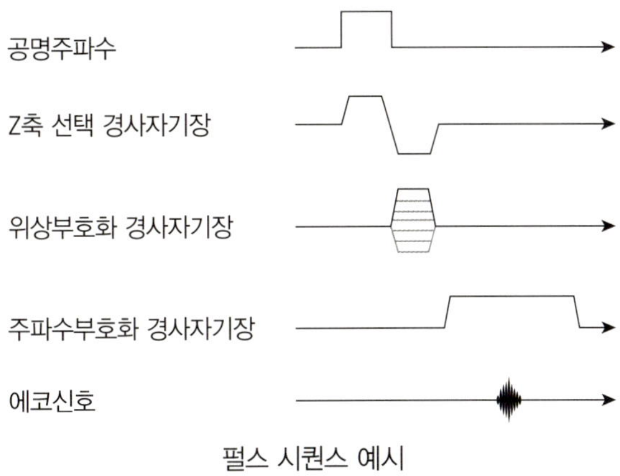

펄스 시퀀스 예시

순차적으로 인가하면, 인체에서 X, Y, X의 위치정보가 포함된 에코신호가 출력된다. 이 과정을 반복적으로 수행하여 최종 MR 영상을 획득한다.

2) 특징

① 비침습성

비침습성 검사로 전리 방사선을 이용하지 않으므로 임산부나 태아에도 시행할 수 있는 검사이다.

② 정보의 다양성

MRI 영상은 현재 수소 원자핵을 대상으로 하고 있지만, 그 영상은 수소 원자핵의 밀도, 속도 및 두 종류의 이완시간(T1, T2)의 네 가지 정보를 포함하고 있다.

③ 임의의 단층면 선택

단층면의 선택을 전기적으로 행하며, 횡단층상 외의 관상 단층상과 시상 단층상도 쉽게 얻을 수 있다.

④ 멀티 슬라이스

1회의 신호 수집으로 복수의 단층상을 얻을 수 있다. 이것은 어느 단층면에서의 스핀의 회복을 기다리는 사이에 다른 단층면에서의 신호를 얻을 수 있기 때문이다.

⑤ 검사시간

NMR 현상은 스핀이 정상 상태로 돌아오는 과정을 기다릴 필요가 있으므로 CT보다 검사 시간(신호수집 시간=TR×측정 매트릭스 수)은 길어지며, 또한 약한 NMR 신호를 수집하여 양호한 영상을 얻기 위해서는 신호를 몇 번이나 가산할 필요가 있다[(촬영시간=신호수집시간×가산회수(NEX)].

3) 장치

현 시점에서 정자기장을 발생시키는 자석의 종류에 의해 세 가지로 나눌 수 있다.

① 초전도형

절대 영도에 가까운 온도에서 물질의 전기 저항이 0이 되는 초전도 현상을 이용하며,

액체헬륨으로 냉각한 코일에 전류를 흐르게 하여 자기장을 발생시킨다. 고자기장(0.35 Tesla 이상)에 적합하며, 가장 양호한 영상을 얻을 수 있다.

② 상전도형

보통 전자석을 이용한다. 저자기장(0.2 Tesla 이하)에 적합하며, 경제성이 우수하다.

③ 영구자석형

합금에 의해 만들어진 자석으로 그 자기장의 세기를 유지하는데 전원이 필요하지 않고, 전력의 소모가 없으므로 열이 발생하지 않으며, 따라서 냉각제도 필요하지 않다. 이 자석은 반영구적으로 사용할 수 있는 장점이 있으나, 검사부위가 제한되며 자기장의 세기가 약해서 해상도가 낮은 등 여러 가지 단점을 가지고 있다.

4) MR 촬영 영상

① T1 강조영상

종이완 속도의 차이를 영상화한 것으로 신호의 강도가 지방, 백질, 회백질, 근육 순으로 크게 나타난다.

② T2 강조영상

횡이완 속도의 차이를 영상화한 것으로 신호의 강도가 물, 뇌척수액, 회백질, 백질,

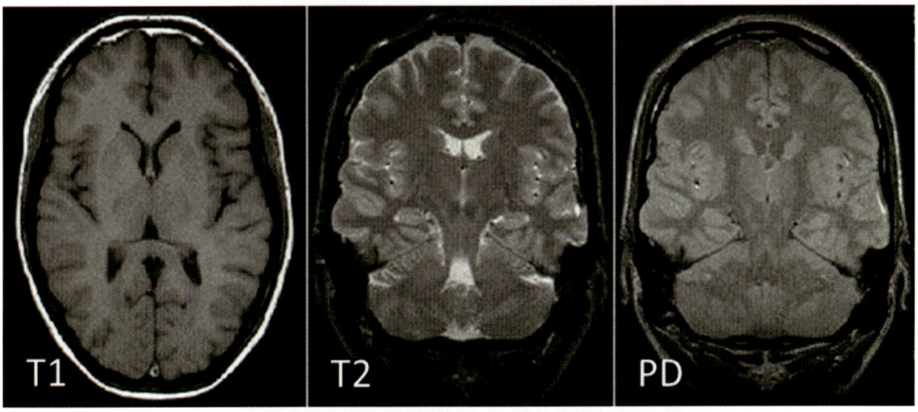

(a) (b) (c)

(a) T1, (b) T2 및 (c) 수소밀도 강조영상

지방 순으로 크게 나타난다.

③ 양성자밀도 강조영상

조직 내의 양성자밀도 즉, 물의 농도를 영상화한 것으로 많은 경우 질병부위에 염증을 동반하므로 진단에 유용한 영상이다.

④ MR angiography

MR 검사 시 조영제를 주사하여 짧은 시간에 혈관조영 MR 영상을 획득할 수 있다.

⑤ MR spectroscopy

세포 내의 분자단위에서 구성 성분과 생화학적 변화를 핵자기공명현상을 이용하여 분석하는 과정을 자기공명 스펙트로스코피라고 한다.

⑥ Functional MR

뇌 대뇌피질의 기능을 영상화한 MR 영상을 기능적 자기공명영상이라고 한다.

⑦ Perfusion weighted MR

모세혈관에서 구소혈류의 흐름을 조영제를 사용하여 획득한 MR 영상을 관류강조 MR 영상이라고 한다.

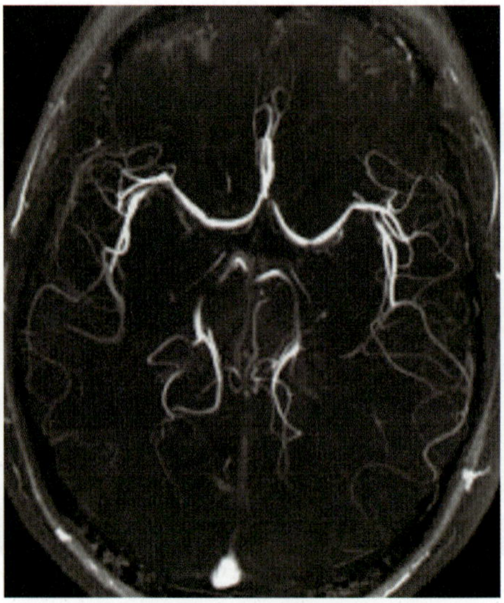

MR angiography

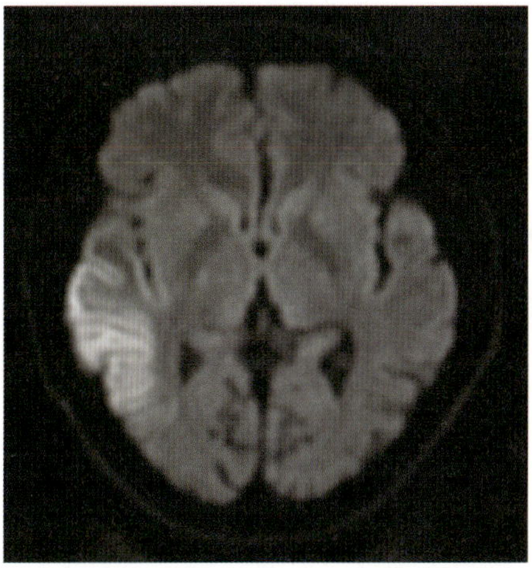
(a)

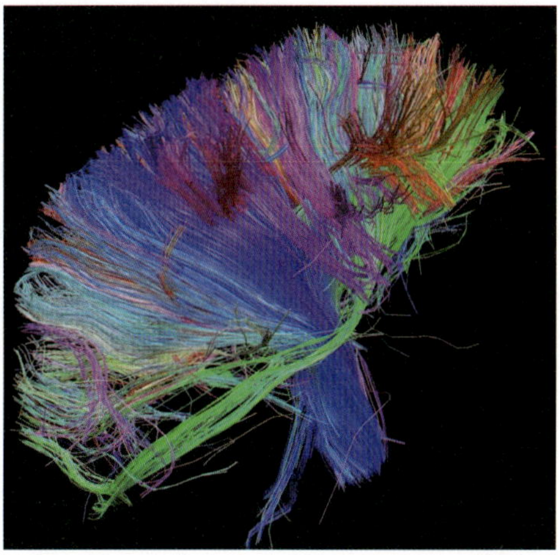
(b)

(a) Diffusion 및 (b) DTI 강조 영상

⑧ Diffusion weighted MR

분자의 농도가 낮은 곳에서 높은 곳으로 액체나 기체 속 분자가 퍼져나가는 현상을 확산(diffusion)이라고 하며, MR에서는 짧은 시간 동안 물 분자의 움직임을 영상화하며, 이를 확산강조영상이라고 한다.

5) MR 영상의 특징

① 대조도 분해능 : 뇌의 백질과 회백질의 분리는 각종 신경핵의 묘출이 가능하다.

② 맥관계의 묘출 : 보통 어느 정도 이상의 혈류가 있는 맥관으로부터 신호가 나오지 않으므로 조영제를 이용하지 않아도 맥관계가 무신호영역으로 묘출된다.

③ 뼈 : 뼈 피질에는 NMR 현상을 일으키는 자유도가 높은 수소 원자핵의 농도가 낮기 때문에 무~저신호 영역이 된다(CT : 백색, MRI : 흑색).

④ 지방 : 지방은 T1이 짧고, T2가 길기 때문에 고신호 영역이 된다(CT : 흑색, MRI : 백색).

⑤ 액체 : 액체는 T1 및 T2 모두 길며, 고신호 영역이 된다(CT : 흑색, MRI : 백색).

⑥ 출혈 : 혈액 중의 철에 의해 T1이 짧아져 고신호 영역이 된다(혈종은 CT 및 MRI 모두 백색).

6) 임상적응

중추신경계 검사에서 MRI가 CT와 비교하여 특히 유용한 질환과 영역은 먼저 뇌경색의 조기진단(T1이 연장된 병소), 다발성 경화증의 존재 진단(T2가 연장된 병소), 뇌간과 후두개와의 진단(CT와 달리 뼈에 의한 허상이 없다) 그리고 척수공동증(T1이 연장된 병소) 등이며, 기타 영역에서의 MRI 검사는 다음과 같다.

① 심 · 대혈관: 조영제를 이용하지 않고 심장, 대혈관계의 병태를 묘출할 수 있다(예, 해리성 대동맥류).

② 종격: 대혈관과 절의 분리 동정이 쉽다.

③ 복부: 간 해면상 혈관종의 존재 진단에 적합하며, 악성종양과의 감별도 용이하다.

④ 골반: 시상단층상 및 관상단층상이 유용하다(예, 전립선).

⑤ 척추: 추간판 헤르니아, 추간판의 변성

⑥ 골 · 연골부: 골종양의 골수 내 진전의 진단, 각종 관절질환(예, 슬관절의 반월판, 인대의 손상) 등.

⑦ 대뇌피질의 고유한 기능을 영상화 하는 기능성 자기공명영상(functional MRI, fMRI).

⑧ MRS(MR spectroscopy)에서는 종양이나 기타 질환에서 지표가 될 수 있는 특정물질의 농도[예, 알츠하이머 치매-mIns(Myo-inositol), 간성뇌병증-Glu(Glutamate), 뇌경색, 염증, 악성 종양 등 -Lac(Lactate) 등]를 분석하여 질병을 진단.

3장

DICOM/PACS

1) DICOM

DICOM은 의료영상 장비 분야의 표준 형식이다. DICOM은 영상저장 방법의 표준일 뿐 아니라 통신 방법의 표준이기도 하다. 그 시초는 표준이 없는 각 검사 장비들을 하나의 시스템으로 연동하기 위해 제안되었으며, 1985년 최초 제정 당시에는 ACR-NEMA(American College of Radiology와 National Electrical Manufacturers Association)라는 두 단체의 협약에 의해 제정되어 ACR-NEMA 표준이라고 불렸다. 디지털 영상을 얻을 경우 영상장치 등이 매우 다양하며 장비를 개발하는 제조 회사도 매우 많으며 또한, 영상 장비마다 디지털 영상 정보에 대해 각기 다른 포맷을 사용하게 된다. PACS를 위해서는 디지털 데이터를 획득하는 것이 필수적이므로 표준화 영상 포맷인 DCM 포맷으로 영상을 획득하게 된다. DICOM은 장치나 기기가 아니고 시간에 따라 계속 발전해가고 수정 · 보완되고 있는 의료영상의 표준이다. DICM은 영상포맷 이상의 내용으로 영상전송 방법, 영상표시 방법, 영상통신 방법 등 매우 다양한 분야를 표준화하고 되었다. DICOM 영상은 장비마다 조금씩 틀리지만 16 bit 영상이 대부분이다. 16 bit라는 것은 0~65535개의 그레이 스케일을 갖고 있다는 의미이며, 우리는 이 스케일의 차이를 가지고 해부학적 구조의 차이를 확인할 수 있으며, 질병을 찾아내게 된다. DICOM 표준은 1년에 5번 편찬하고 있으며 2018년에는 3D 프린터를 위해 STL로 변환이 쉽도록 하였다.

2) PACS란?

의학영상정보시스템으로서 방사선학적 영상을 디지털 형태로 획득하여 의학용 영상정보의 저장, 판독 및 검색 기능 등의 수행을 통합적으로 처리하는 시스템을 말한다. 즉, 영상의학과 전문가가 모니터를 통해 판독할 수 있도록 X선, CT, MRI, PET, SPECT 등에 의해 촬영된 모든 방사선 검사 결과를 디지털 이미지로 변환, 촬영과 동시에 대용량 기억장치에 저장시켜 해주는 시스템이다. 20세기 후반부터 컴퓨터 기술이 발달하고 방사선학적 영상이 디지털화되면서 PACS의 필요성과 효용성이 급격히 높아지게 되었고 현재는 모든 병원에서 PACS를 설치하여 병원 정보시스템, 처방전달시스템, 전자의무기록과 연동하여 운영하고 있다.

DICOM규격에 따라 이미지 데이터를 저장, 관리하고 있는 PACS는 의료영상획득기기들과 영상의학과 각 임상의사들을 하나로 연결하고 있다. 관계형 데이터베이스를 이용하여 의료영상을 저장하거나 요청에 따라 검색하여 전송해주는 일을 하는 PACS는 이를 통해 의료기기로 연결한다. 이에 해당되는 의료기기는 기본적으로 영상의학과 의료영상장비들인데, 컴퓨터단층촬영장치(CT) · 자기공명영상촬영장치(MRI) · 투시촬영장치 · 혈관조영장치 · 유방암검진기 등 핵의학 영상 장비들이 있으며 초음파 · 내시경 · 현미경 등의 이미지도 연동이 가능하다. 그러나 영상의 디지털화 없이는 이들 의료영상 장비가 의료영상저장시스템과 연동되기는 어려울 수 있다. 이 시스템은 필름 없는 병원 시스템을 구축할 수 있다. 영상 표시 및 처리, 정보 통신 및 네트워킹, 데이터베이스, 정보관리, 사용자 인터페이스(interface)와 정보저장관리 등의 기술을 종합하여 이를 구현할 수 있다. 이 시스템을 통하여 영상의학과에서는 필름 비용 절감, 인건비 절감, 필름 보관비용 절감, 미판독 이미지들의 감소, 특수검사 판독 지연 감소, 관리업무 축소, 반복검사 감소 등의 효과를 볼 수 있다. 또 임상 의사는 이미지의 동시 활용, 임상정보의 증대, 즉각적인 이미지 확보, 무익한 외래 및 수술 환자의 진료 감소, 판독 의사와 임상 의사 간의 원활한 의사교환, 진료 환자 수의 증가, 입원과 외래 환자의 이미지 및 판독 결과 활용성 증대 효과를 볼 수 있는 것으로 알려져 있다. 환자는 방사선 조사량 감소, 불필요한 외래와 수술에 따른 진료비 감소, 재검사 횟수 감소, 결과 및 임상 정보를 바로 알 수 있는 효과가 있다.

(1) **의료영상의 획득 시스템**(Acquisition System)

의료영상 획득시스템은 영상의학과에서 사용되는 CT, MR, US, ES, RI, DS, DR, CR 등 대부분 의료장비(computed radiography)에서 DICOM(digital imaging and communications in medicine) 형태로 획득된 디지털 형태의 의료영상 정보를 환자의 기본 정보와 검사 정보를 자동 입력된 상태에서 획득, 전송, 저장, 관리하는 시스템이다. DICOM은 1985년 ACR(American College of Radiology)-NEMA(National Electrical Manufactures Association)에서 제정한 디지털의료영상의 저장 및 통신의 표준 프로토콜이며, 표준 프로토콜로 획득된 데이터는 네트워크의 TCP/IP(Transmission Control Protocol/Internet Protocol) 프로토콜을 이용

하여 영상 획득, 분배하는 관리하는 핵심인 데이터 획득 서버(Acquisition Server)에 전송된다.

(2) **데이터베이스 관리 시스템**(Database Management System)

PACS의 정보는 크게 두 가지로 나눌 수 있다. 첫 번째는 장비에 직접 입력한 기본 정보 혹은 병원 정보시스템과의 연동에 의해서 자동 입력된 환자 정보, 검사정보, 판독실에서 부가적으로 입력한 판독정보 등의 문자정보이다. 이러한 정보를 PACS에서는 DB정보라고 한다. 두 번째는 의료장비에서 획득한 의료영상(Image)정보이다. 데이터베이스는 환자정보, 처방정보, 판독정보 및 영상정보로 구성되며, 데이터베이스 관리 시스템에서 데이터베이스를 생성하고, 관리하며, 사용자의 요구에 맞는 정확한 데이터를 추출한다.

(3) **의료영상정보 전송 시스템**(Network System)

데이터 통신망을 통하여 저장된 디지털 영상, 환자정보와 판독결과를 전달하는 영상획득 장치 또는 주 데이터베이스 서버로부터 외래와 병동으로 정보를 효율적이면

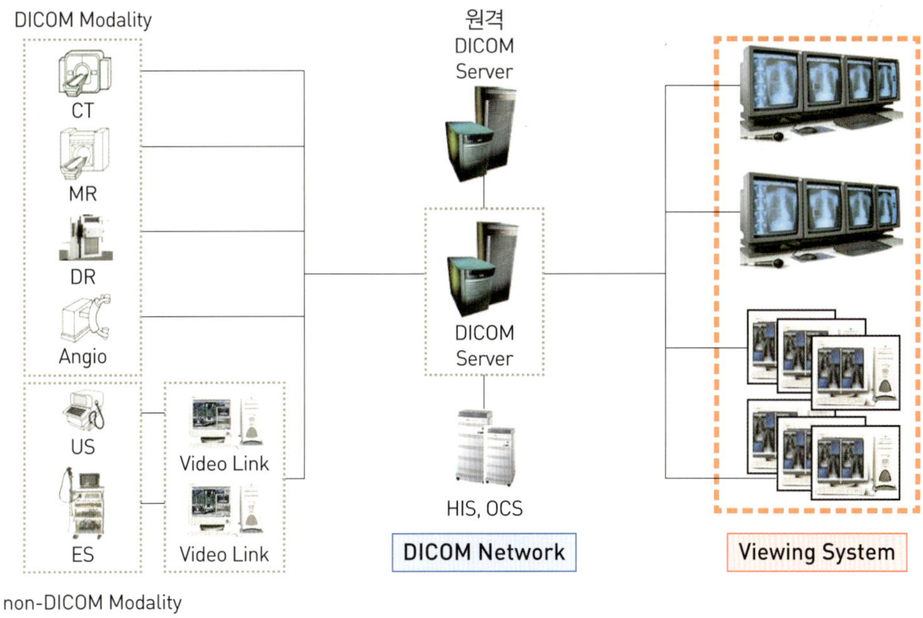

Full PACS 개념도(MedPAX, SC&J)

서 안정적으로 전달하여야 한다. 이처럼 저장된 영상정보와 DB정보를 사용자가 쉽게 접근하여 조회할 수 있는 시스템을 갖추어야 하며, 이를 전송 시스템이라고 한다. 네트워크의 가장 중요한 목적은 사용자가 필요로 하는 정보를 용이하게 접근하여 효율적으로 이용할 수 있도록 지원하는데 있다.

(4) 의료영상정보 조회·검색 시스템(Display System)

PACS에서 사용자가 직접 연결하여 조회된 정보를 조회 및 출력하는 시스템이다. 워크스테이션을 구성하는 모니터는 1개, 2개, 4개, 8개의 조합으로 구성되며 영상 조회 판독에 필요한 기능 즉 확대, 축소, 회전(rotation), 반전(inversion) 등의 기능은 물론 밝기와 대조도 등도 조정할 수 있어 기존 필름보다 정보량이 크다. 조회 검색 시스템은 임상용과 판독용, 관리자용으로 구분되어 이용되는데, 이는 보안을 위하여 PACS S/W의 기능과 권한을 구분하여 적용하기 위한 것이다.

PACS는 일반 X선 영상은 물론 CT, MRI, DSA, 초음파검사, 핵의학 검사 등 첨단 영상진단장치로 촬영한 영상을 필름 대신 디지털 영상으로 컴퓨터에 저장하고, 각 단말기로 전송하여 병원 내 어디서나 동시에 영상을 검색하는 운영 시스템으로 필름이 가진 여러 가지 문제점을 해결하여 병원의 영상관리를 획기적으로 변화시킴으로써 의료의 질을 한 차원 높이는 운영체계이다.

제 3 부

의료영상을 이용한 3D 모델링

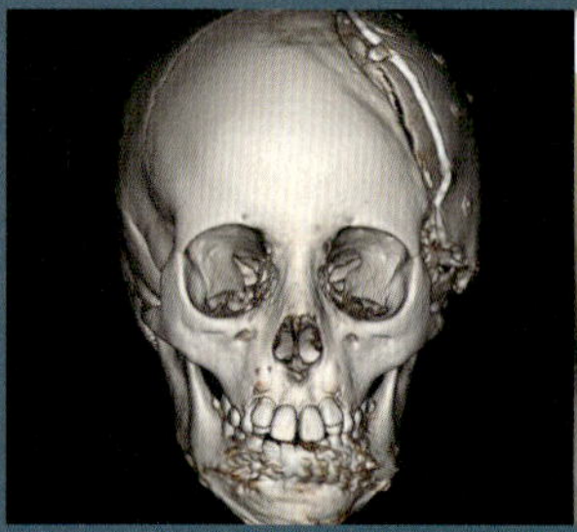
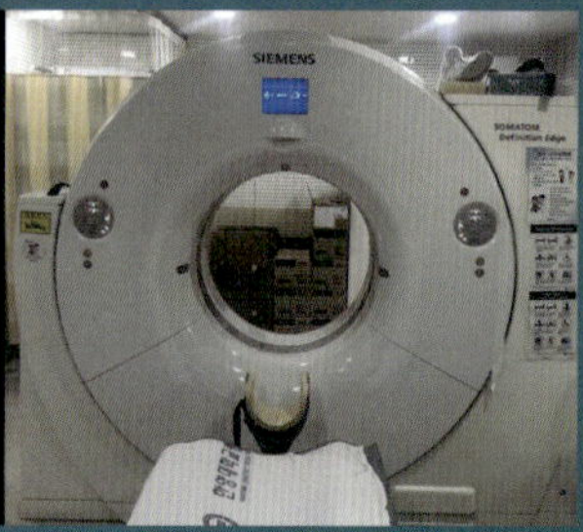

1장

기초 해부학

1. 뼈대계통
2. 순환계통
3. 소화계통

1 뼈대계통

보통 각각의 뼈를 말할 때는 뼈(bone)라고 하는데, 몇 개의 뼈가 모여 하나의 기능적 역할을 형성하고 있는 형태가 되면 뼈대(골격, skeleton)라 한다.

몸무게의 약 15%를 차지하는 뼈는 신체의 강한 버팀 역할을 하며 뇌나 심장 같은 내부 장기를 보호하고 몸의 형태를 결정한다. 뼈는 살아 있는 조직이어서 무기질을 저장하기도 하며 뼈의 골수에서는 혈구세포가 생성된다. 또한 관절을 넘어 뼈에 부착된 근육은 수축과 이완을 통하여 관절에 운동이 일어나게 한다.

성인의 뼈대는 총 206개로 구성되며 위치에 따라 분류해보면 크게 몸통뼈대와 팔다리뼈대로 나눌 수 있다. 몸통뼈대는 머리뼈, 척주, 복장뼈, 갈비뼈로 나뉘며 총 80개이다. 팔다리뼈대는 팔뼈와 다리뼈로 나뉘며 각각 64개, 62개이다.

이것들을 모양에 따라 분류한다면 긴뼈(위팔뼈, 노뼈, 자뼈, 넙다리뼈, 정강뼈, 종아리뼈 등), 짧은뼈(손목뼈, 발목뼈 등), 납작뼈(이마뼈, 마루뼈, 뒤통수뼈, 어깨뼈, 갈비뼈, 복장뼈 등), 불규칙뼈(척추뼈, 볼기뼈 등), 공기뼈(이마뼈, 위턱뼈, 나비뼈, 벌집뼈, 관자뼈), 종자뼈(무릎뼈 등)로 나눌 수 있다.

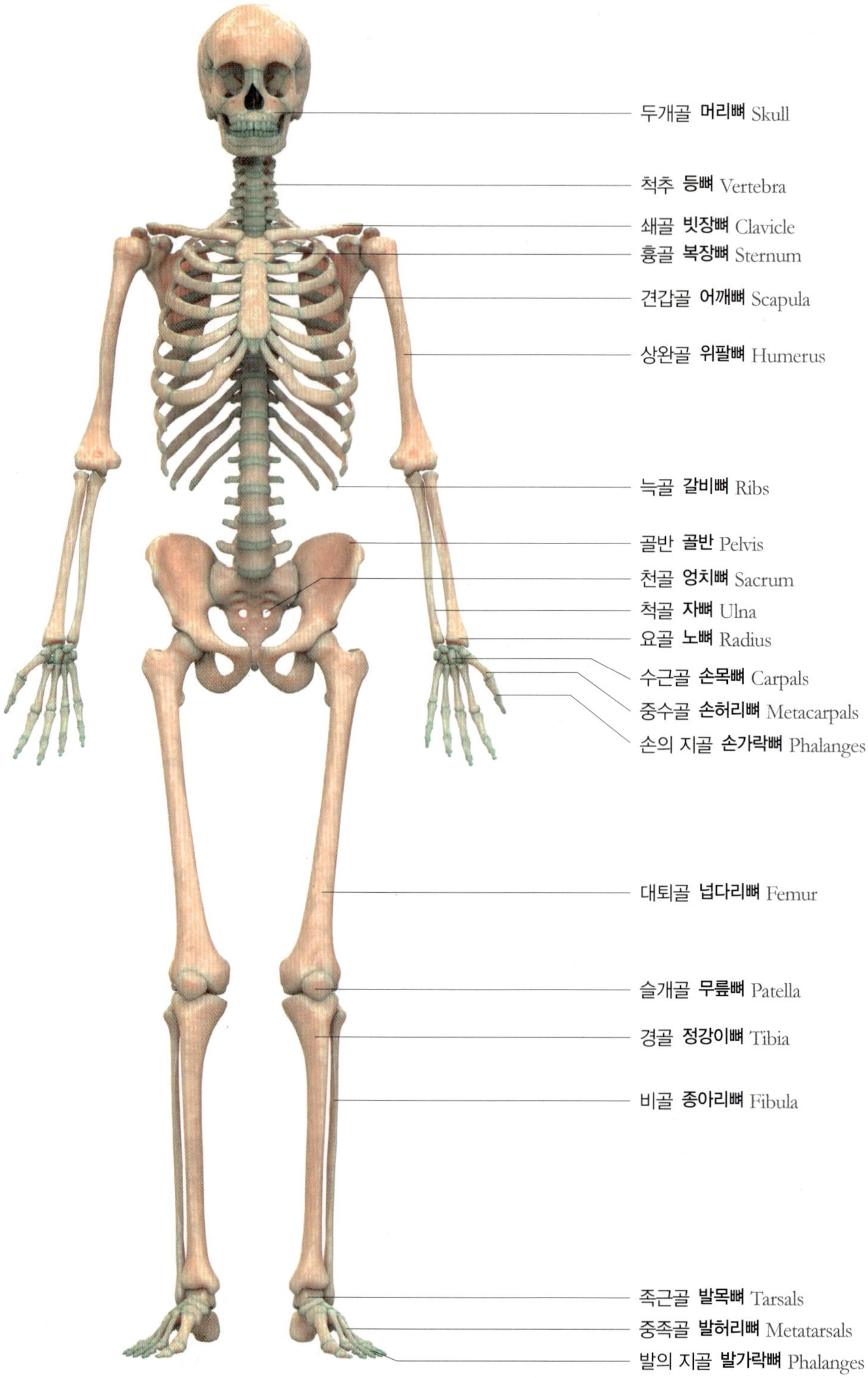

두개골 머리뼈 Skull
척추 등뼈 Vertebra
쇄골 빗장뼈 Clavicle
흉골 복장뼈 Sternum
견갑골 어깨뼈 Scapula
상완골 위팔뼈 Humerus
늑골 갈비뼈 Ribs
골반 골반 Pelvis
천골 엉치뼈 Sacrum
척골 자뼈 Ulna
요골 노뼈 Radius
수근골 손목뼈 Carpals
중수골 손허리뼈 Metacarpals
손의 지골 손가락뼈 Phalanges
대퇴골 넙다리뼈 Femur
슬개골 무릎뼈 Patella
경골 정강이뼈 Tibia
비골 종아리뼈 Fibula
족근골 발목뼈 Tarsals
중족골 발허리뼈 Metatarsals
발의 지골 발가락뼈 Phalanges

2 순환계통

인체의 모든 장기와 조직들은 항상 물질대사를 하고 있다. 소화기관에서 흡수한 영양분과 호흡기관에서 교환된 산소를 신체 내의 조직에 공급하고, 각 조직에서 발생된 노폐물과 CO_2는 허파와 콩팥을 거친 후 몸 밖으로 배출된다.

인체 내에서 영양분과 산소, 노폐물과 이산화탄소 등의 액체 수송을 담당하는 기관이 바로 순환계통이다.

순환계통은 혈액을 운반하는 혈관계통(blood vascular system)과 림프액을 운반하는 림프계통(lymphatic system)으로 구성된다.

혈관계통은 혈액순환의 중추적 펌프 역할을 하는 심장, 영양물과 산소를 신체 여러 곳에 운반하는 동맥(artery), 노폐물과 CO_2를 몸 밖으로 배출하기 위하여 운반하는 정맥(vein)으로 구성되며 동맥과 정맥은 모세혈관(capillary)에 의해 연결되어 있다.

림프계통은 모세림프관(lymphatic vessel), 림프절(lymphatic nodes)과 림프조직(lymphoid tissue)을 지나 정맥으로 유입되는 일련의 계통이다.

혈관은 동맥, 정맥, 모세혈관으로 구성되며 혈액과 조직 사이에 물질교환을 한 뒤 심장으로 되돌아온다.

동맥은 높은 압력의 혈액을 운반해야 하기 때문에 벽을 두껍게 하여 압력차를 견딜 수 있게 한다. 반대로 정맥은 압력이 낮은 혈액을 운반하기 때문에 동맥벽에 비해 벽의 두께가 얇은 편이다.

혈액은 크게 온몸순환(체순환)과 허파순환(폐순환)으로 분류할 수 있다. 체순환은 왼심실, 대동맥과 분지, 온몸모세혈관, 대정맥과 가지, 오른심방으로 구성된다. 혈액은 체순환을 통해 조직을 운반하고, 이 조직에서 발생된 노폐물과 이산화탄소가 영양소와 산소로 교환되어 오른심방으로 되돌아온다. 폐순환은 허파정맥(폐정맥)을 따라 허파문을 나와 모인 후 4개의 허파정맥을 통하여 왼심방으로 들어오게 된다.

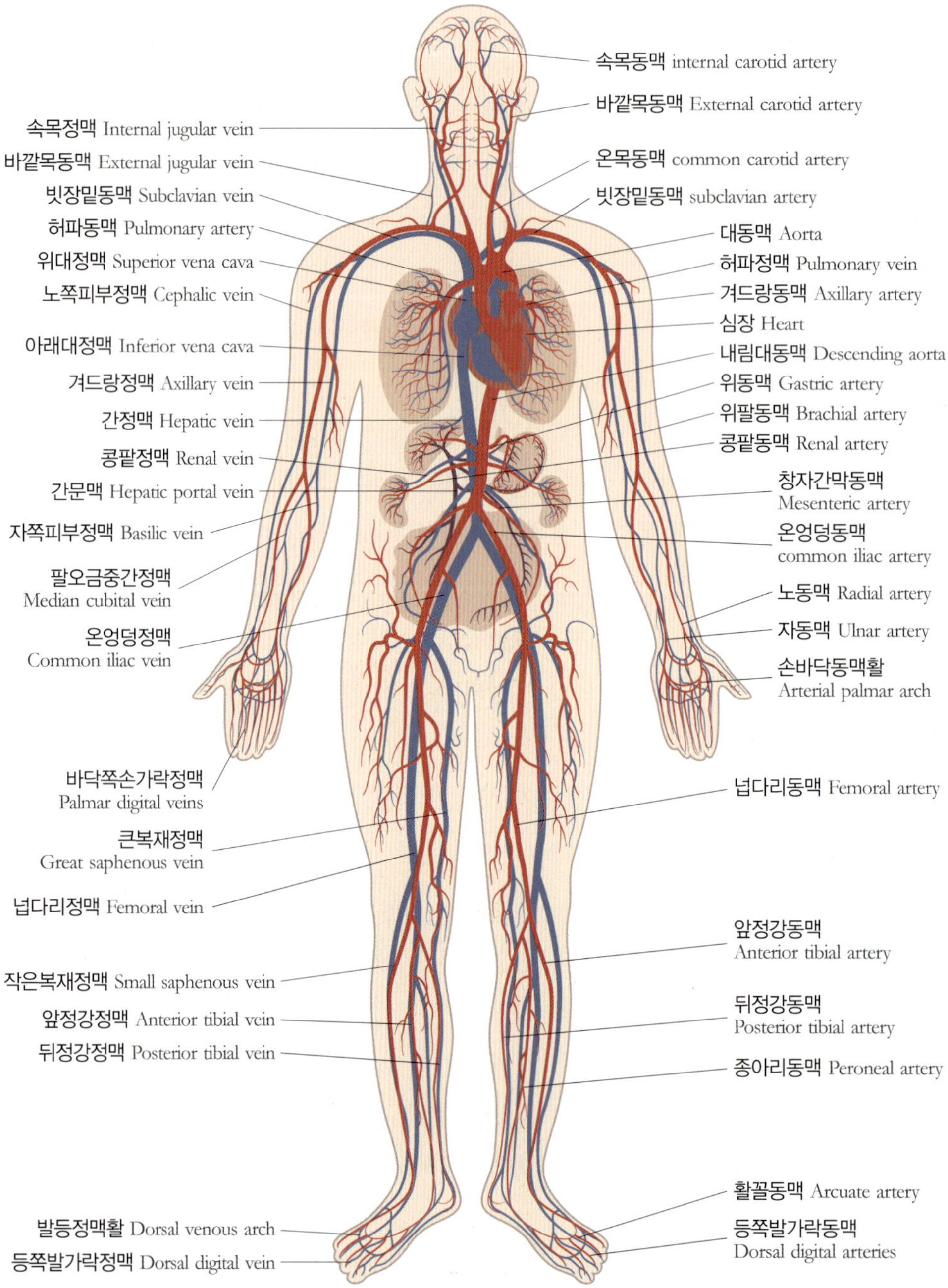
속목동맥 internal carotid artery
바깥목동맥 External carotid artery
온목동맥 common carotid artery
빗장밑동맥 subclavian artery
대동맥 Aorta
허파정맥 Pulmonary vein
겨드랑동맥 Axillary artery
심장 Heart
내림대동맥 Descending aorta
위동맥 Gastric artery
위팔동맥 Brachial artery
콩팥동맥 Renal artery
창자간막동맥 Mesenteric artery
온엉덩동맥 common iliac artery
노동맥 Radial artery
자동맥 Ulnar artery
손바닥동맥활 Arterial palmar arch
넙다리동맥 Femoral artery
앞정강동맥 Anterior tibial artery
뒤정강동맥 Posterior tibial artery
종아리동맥 Peroneal artery
활꼴동맥 Arcuate artery
등쪽발가락동맥 Dorsal digital arteries
속목정맥 Internal jugular vein
바깥목동맥 External jugular vein
빗장밑동맥 Subclavian vein
허파동맥 Pulmonary artery
위대정맥 Superior vena cava
노쪽피부정맥 Cephalic vein
아래대정맥 Inferior vena cava
겨드랑정맥 Axillary vein
간정맥 Hepatic vein
콩팥정맥 Renal vein
간문맥 Hepatic portal vein
자쪽피부정맥 Basilic vein
팔오금중간정맥 Median cubital vein
온엉덩정맥 Common iliac vein
바닥쪽손가락정맥 Palmar digital veins
큰복재정맥 Great saphenous vein
넙다리정맥 Femoral vein
작은복재정맥 Small saphenous vein
앞정강정맥 Anterior tibial vein
뒤정강정맥 Posterior tibial vein
발등정맥활 Dorsal venous arch
등쪽발가락정맥 Dorsal digital vein

3 소화계통

소화는 음식물을 기계적 · 화학적으로 분해한 후 영양분은 세포막을 통해 흡수하고 잔여물은 몸 밖으로 배출하는 과정을 말하며, 이와 관련된 일련의 기관계를 소화계통이라 한다. 소화계통의 기관은 크게 소화관과 소화부속기관으로 나눈다.

소환관은 입에서부터 항문까지 연속되는 근육성 관이다. 소화관은 입안, 인두, 식도, 위, 작은창자인 샘창자, 빈창자, 돌창자와 큰창자인 막창자, 오름잘록창자, 가로잘록창자, 내림잘록창자, 구불잘록창자, 곧창자, 그리고 항문으로 구성된다.

소화부속기관은 치아, 혀, 쓸개 및 침샘, 간, 이자 등으로 구성되어 있으며, 소화샘은 다양한 분비물을 위장관 속으로 분비하여 음식물을 분해한다.

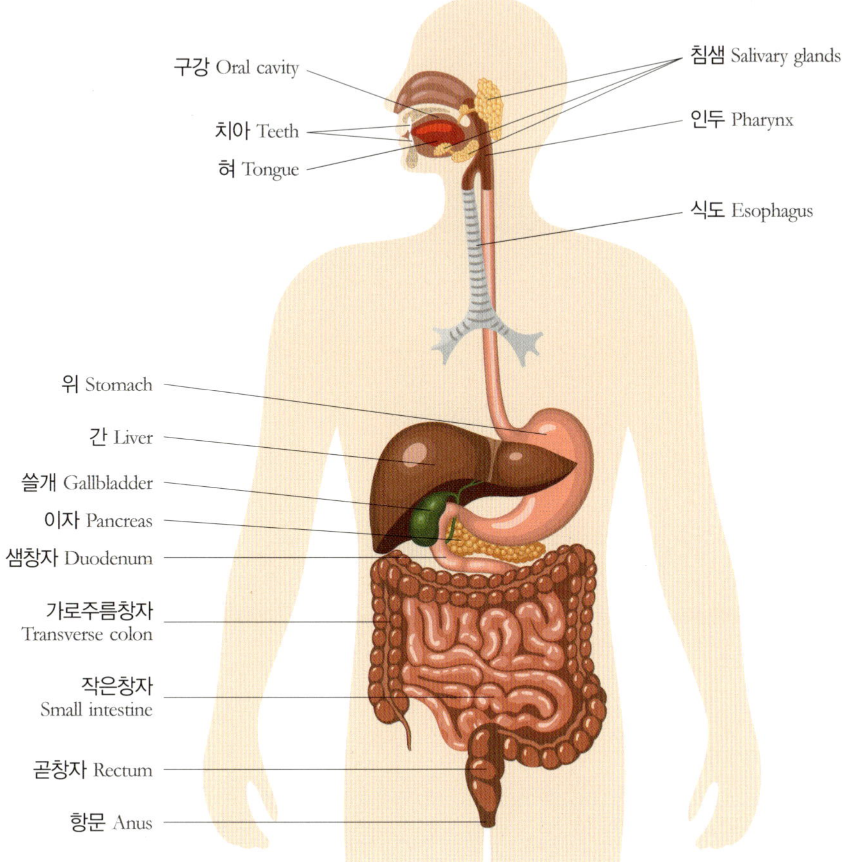

2 장

STL

1. STL 파일이란?

1 STL 파일이란?

STL(StereoLithography) 파일은 3D 모델링 된 데이터를 표준 형식의 파일로 저장하는데 제공하는 파일 형식으로, 3차원 데이터를 표현하는 국제 표준 형식 중 하나이며 대부분의 3D 프린터에서 입력 파일로 많이 사용되고 있다. 3D 시스템즈의 공동 설립자 찰스 홀이 이 파일의 형식을 창안했다. 3D 그래픽 소프트웨어마다 파일을 저장하는 포맷이 각각 다르지만, STL 파일로 대부분 호환시킬 수 있기 때문에 3D 업계에서 가장 널리 쓰이고 있다. STL은 폴리곤 포맷 즉, 입체 물체의 표면인 3차원 형상을 무수히 많은 3각형 면으로 구성하여 표현해 주기 때문에 삼각형의 크기가 작을수록 고품질의 출력물 표면을 얻을 수 있는 것이다.

STL 파일은 곡면을 표현하기가 곤란하지만 3각형의 분할 수를 많이 늘려서 보다 섬세한 삼각형으로 그려내면 거의 곡면과 유사한 형상이 되어 원형에 가까운 모형을 설계할 수 있게 된다. STL 파일의 생성은 보통 3D CAD 프로그램에서 export(내보내기)로 저장할 수 있는데 STL 포맷으로 저장할 때 폴리곤의 분할 수를 지정할 수 있는 소프트웨어도 있지만 보통은 3D 프린터로 출력하는 경우 기본 설정만으로도 큰 문제는 없을 것이다. 렌더링을 할 때 렌더메쉬를 형성하게 되는데 우리가 시각적으로 볼 수 있게 되는 면은 법선벡터라고도 불리는 노멀벡터로 지정된 면이다. 또한 STL 파일은 이진법형식(binary)과 ASKII 코드형식의 두 가지가 있다. 두 가지 모두 삼각형의 좌표를 기록하는 방법이지만, ASKII는 파일용량이 커지는 단점이 있어서 파일용량이 가벼운 binary가 주로 사용된다.

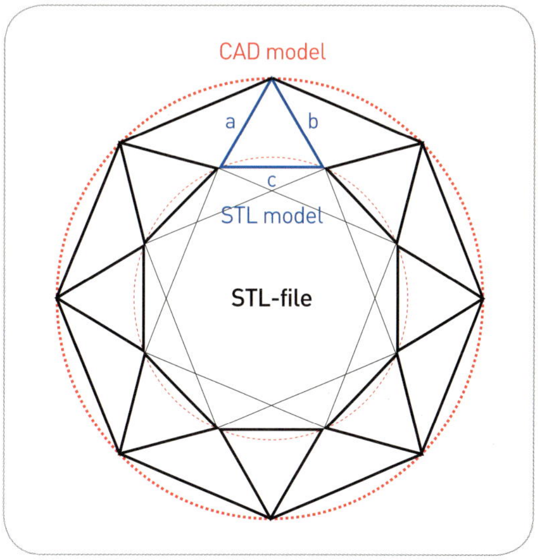

STL 파일의 구조형태

최근 3D CG(컴퓨터 그래픽) 프

로그램들에서는 STL 포맷을 지원하는 경우가 늘었지만 예전의 프로그램에선 STL 포맷을 지원하지 않는 것들이 많았다. 이런 경우 우선 OBJ 포맷 형식으로 저장한 후에 freeware인 MeshLab 등을 사용하여 STL 포맷으로 변환하면 된다.

STL 포맷은 모델의 컬러에 대한 정보는 저장하지 않으며 오직 한가지 색상만으로 저장하는데 여러 가지 색상의 컬러 출력이 가능한 석고 분말 방식의 3D 프린터는 STL 포맷이 아니라 색상 정보의 보존이 가능한 PLY 포맷이나 VRML 포맷의 3D 데이터를 사용한다.

3장

3차원 재구성 기법

3차원 모델링 기법을 완벽하게 이해하고 사용하려면 앞서 소개된 DICOM과 CT, MRI의 원리를 이해하고, CTnumber(=HU, Hounsfield Unit) 및 pixel과 voxel을 이해해야 한다.

1) MIP(Maximum Intensity Projection), 최대 강도 투사

MIP는 CT뿐만 아니라 MRI에서도 많이 이용하는 삼차원 영상기법으로 영상을 구성하는 기본단위인 픽셀에 두께를 부여한 체적요소인 복셀 중에서 가장 높은 HU값만 선택하여 영상을 재구성하는 기법이다. 또한 복셀 중에서 가장 낮은 HU값만 선택하여 영상을 재구성하는 기법을 MinIP(Minimum Intensity Projection)이라고 한다. MIP의 경우 기존의 혈관조영술(DSA) 영상과 매우 유사하며, 특히 혈관이나 장기의 석회화 유무를 평가와 중재적 시술 후 MIP 재구성을 이용하여 스텐트의 위치나 구조 관찰이 용이하다. 그러나 HU값이 낮은 해부학적 구조들은 관찰이 어렵고 선택한 HU값보다 높은 HU값을 갖는 해부학적 구조가 같이 묘사될 경우 삼차원 재구성 프로그램을 이용하여 추가적인 재구성 처리(Editing, Segmentation 등)를 해야 하기 때문에 많은 시간이 소요될 수 있으며 재구성된 영상이 전면과 후면 영상이 동일하여 전 · 후면의 해부학적 구조 판단이 어려운 점이 있다.

2) SSD(Shaded Surface Display), 표면 음영 기법

삼차원 영상표현 기법 중 가장 기본이 되고 간단한 기법으로, 재구성하려는 해부학

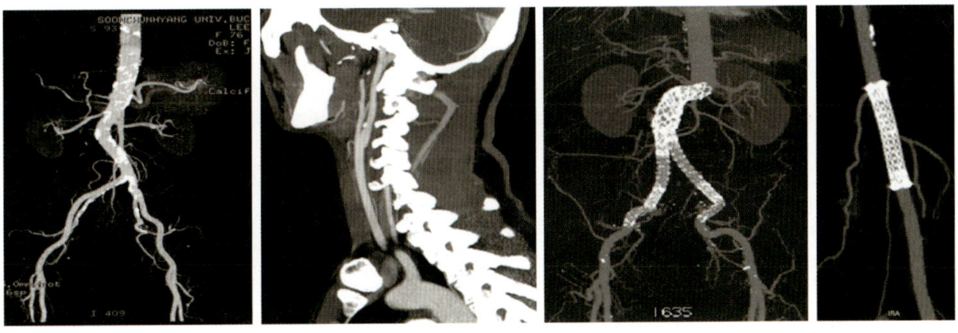

CT 영상을 이용하여 MIP 재구성 영상

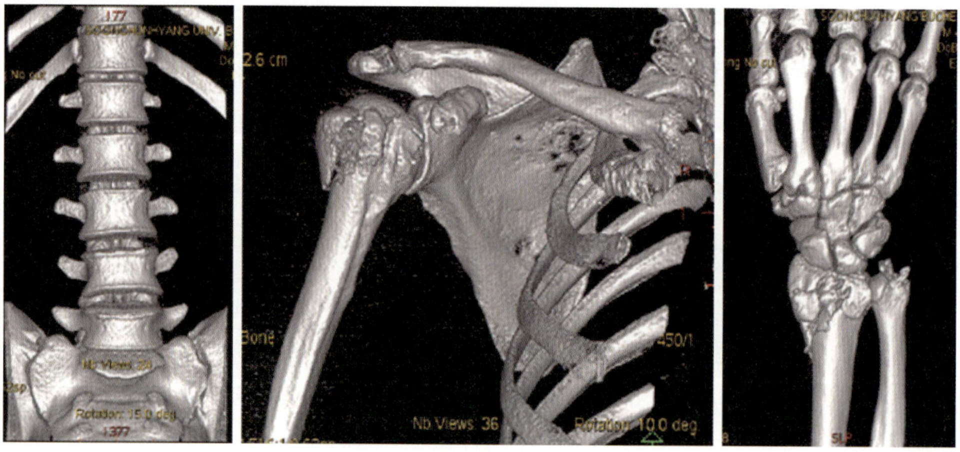

CT 영상을 이용하여 SSD 재구성 영상

적 구조의 HU의 범위와 가장 근접한 문턱 값(threshold value)을 설정한 후 근접한 범위의 복셀(voxel)들만 선택하고 해당되지 않는 부분은 모두 배제시킨다. 그 후 선택된 HU값보다 높게 HU를 설정하여 재구성한다.

이렇게 되면 최대의 HU에 해당하는 복셀들만 표시되기 때문에, 관심 해부학적 구조의 표면만 관찰이 된다. SSD는 대조도가 거의 없는 3차원 영상으로 재구성되며 이를 보안하기 위하여 3차원 프로그램에서 brightness 조절기능(인공조명)을 조절하여 명암을 만들어 대조도가 있는 영상처럼 보여준다. 이렇게 되면 거치 표면영상이 아닌 입체적인 정보를 제공하는 재구성 영상으로 만들어지는 것이다. 예를 들어 어깨관절을 SSD기법으로 재구성 시 뼈의 HU를 +1000이라고 본다면 +1000을 역치 값으로 설정한 후 +1000이 아닌 그 이상의 HU로 설정하게 되면 뼈를 제외한 연부조직이나 혈관조직 들이 전혀 관찰되지 않으며 +1000 이상의 뼈만 영상에 나타나고 여기에 brightness 기능을 조절하게 되면 입체적이고 대조도가 있는 영상이 나타나게 된다. SSD의 경우 목뼈, 등뼈, 허리뼈, 팔, 다리뼈, 얼굴뼈, 기관지 등의 해부학적 구조의 단순한 관찰시 용이하다. SSD기법은 영상 재구성 시 간단하고 영상제작시간이 짧은 장점과 짧은 시간에 전체적인 해부학적 구조를 관찰할 수 있지만 관심 해부학적 구조의 HU보다 극히 높은 HU로 설정할 경우 영상의 왜곡현상이 나타나며 해부학적 구조의 내부를 관찰할 수 없는 단점을 갖고 있다.

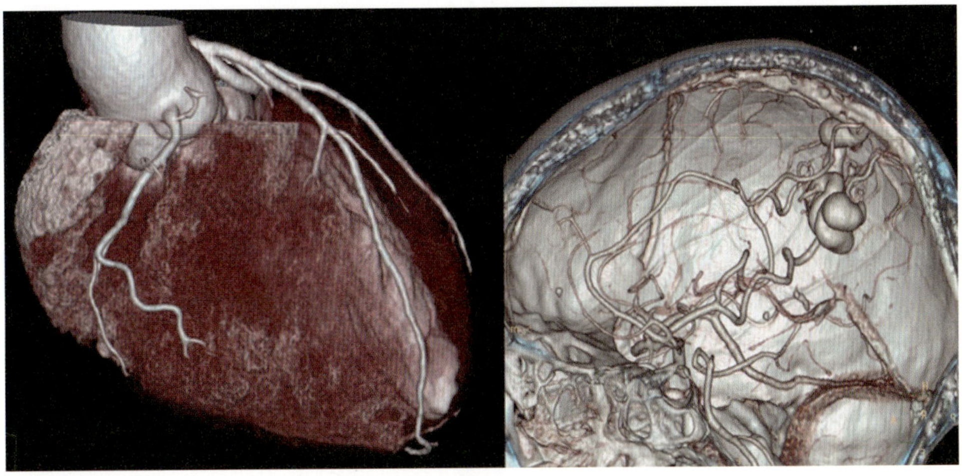

CT 영상을 이용하여 VRT 재구성 영상

3) VRT(Volume Rendering Technique), 체적표현 기법

삼차원 재구성 기법 중 인체 해부학적 구조와 가장 유사한 체적 재구성 영상으로 다른 삼차원 재구성 영상과 비교 시 가장 우수한 영상기법이다. 인체 각 구조물들이 갖고 있는 고유의 HU값 범위를 여러 개를 동시에 설정하여 설정된 해부학적 구조에 투과도(Transparency)와 불투과도(Opacity)를 조정하고 HU값의 범위를 설정한 해부학적 구조에 색을 입혀 인체해부학적 구조와 유사한 사실적 묘사가 가능한 삼차원 재구성 기법이다. VRT 재구성 히스토그램을 참고하면 히스토그램에서 고 저로 그려진 부분이 해부학적 구조에 해당하는 HU값 범위이며 그 부위에 각각 색을 입히면 각 HU값에 해당하는 해부학적 구조에 설정한 색이 입혀지는 원리이다. VRT 기법의 경우 SSD나 MIP, MinIP 기법보다 많은 양의 영상 데이터가 필요하여 대용량의 컴퓨터를 필요하며 이로 인해 loading 시간이 상대적으로 길다.

4) Editing 기법

3차원 모델링 후 관심 부위의 관찰을 쉽게 하기 위하여 주변의 불필요한 부위를 제거하는 기능으로 Painting, Growing, Sculpt, Subtraction, ROI 등이 있다. 3D 영상처리 과정에서 보고자하는 구조물들이 인접한 해부학적 구조와 CT Number 차이가 클 경우 간단하며 쉽게 3D 영상을 제작할 수 있지만 그렇지 않은 경우 주변 구조물들에 의해 보고자 하는 해부학적 구조 또는 질환 등이 가려질 수 있기 때문에 이를 제거하는 작업을 해주어야 한다. 이때 사용하는 기능을 Editing 기능이라고 한다.

– Growing

3D작업 시 관심부위의 해부학적 구조를 선택하여 작업 창에 띄우게 되면 관심부위와 유사한 CT Number를 가지고 있거나 인접한 해부학적 구조물들이 모니터에 동시에 표시되어 결국 불필요한 구조물에 의해 보고자 하는 해부학적 구조나 병변 등이 가려지게 된다. 이때 불필요한 구조물들을 Seeding을 통해 제거하는 기능을 말한다.

– Painting

3D작업 시 관심부위의 해부학적 구조를 선택하여 작업 창에 띄우게 되면 프로그램에 설정되어 있는 CT Number보다 낮을 경우 해부학적 구조물이 전체적으로 묘사가 되지 않고 일부 소실되는 경우가 발생한다. 이때 보고자하는 해부학적 구조물을 클릭(seeding)하게 되면 그와 유사한 CT Number를 갖고 있는 인접한 해부학적 구조가 표시되어 일부 소실된 해부학적 구조를 복원시킬 수 있다. 이러한 기법을 painting 기능이라고 한다.

– Sculpt

Sculpt 기능은 MPR, SSD, VRT 기법에서 주로 사용하며, 이러한 기법 모드로 전환을 통해 3D 영상으로 재구성 후 3D 영상을 다 방향으로 이동 또는 회전시키면서 가리고 있는 구조물들과 중복되지 않도록 하여 관심 부위를 보다 선명하게 표시할 수 있다.

– Subtraction

표시하고자 하는 영역 밖의 부분을 컴퓨터처리 기능 중 감산(subtraction)기능 또는 Autobone express 등을 통해 제거하여 관심영역의 영상만 표시되게 하는 기능이다. 필요에 따라 painting 또는 growing 기능을 이용하여 깨끗이 제거되지 않은 구조물들을 추가로 제거하면 보다 가시성이 높은 3D 영상데이터를 제공할 수 있다.

– ROI(Region of interesting)

ROI 기능은 수많은 스캔 데이터에서 관심부위만 선택하여 선택한 영상부분만을 Workstation으로 불러오는 기능으로 상대적으로 loading 데이터의 양을 줄일 수 있어 3D 작업 및 렌더링 속도와 시간을 단축시킬 수 있다. 이 방법은 주로 간 이식 환자에게 이식될 공여자(donor)의 간을 분할할 때 경계부위의 선정과 분할된 간의 볼륨을 측정할 때 유용하게 이용되며 그 밖에 관심부위 해부학적 구조의 체적(Volume)측정 시에도 활용되고 있다.

제 4 부

의료영상을 이용한 3D 프린팅

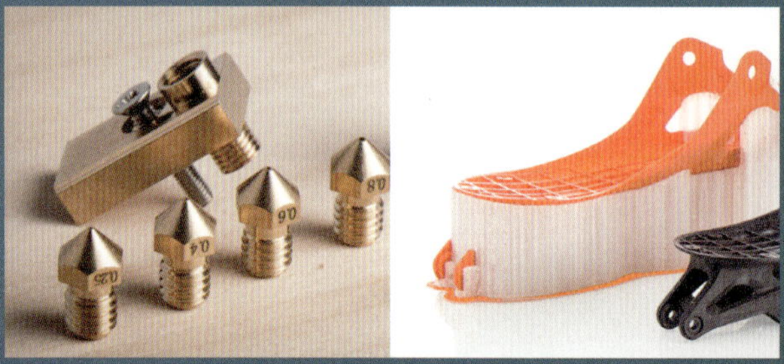

1장 | 의료 3D 프린팅 출력과정

2장 | 의료영상을 이용한 3D 모델링

3장 | 3D 프린팅을 위한 슬라이싱

1장

의료 3D 프린팅 출력과정

1. 3D 모델링 단계
2. 슬라이싱 단계
3. 출력 단계
4. 후처리 단계

3D 프린팅 출력 과정은 크게 4가지로 분류할 수 있다. 첫 번째로 순설계와 역설계로 구분하며, 3D 캐드 프로그램을 이용하여 원하는 모양을 그리는 방법인 순설계와 의료 3D 프린팅은 CT나 MRI, 초음파 영상을 이용하여 모델링을 하는 방법인 역설계에 해당되는 모델링 과정이다. 이는 STL 확장자로 변환 저장하는 과정이다. 두 번째로, 슬라이싱 과정이다. 모델링 한 STL 파일은 3D 프린터에서 읽어들이지 못하므로, g-coding을 해야 한다. 이때 슬라이싱 프로그램을 이용해야 하는데 슬라이싱 프로그램은 3D 프린터의 기하학적 제원이 입력되어 있는 프로그램을 사용해야 한다. 슬라이싱 단계는 출력 설정 및 모양, 지지대 등 모든 출력에 관한 사항을 정하고 g-code로 변환하는 단계이다.

세 번째로 g-code를 네트워크나 이동식드라이브를 통하여 장비로 전송시키고 출력하는 출력단계이다. 네 번째로, 내가 원하는 모양으로 출력되어 있는지 확인하고, 지지대 등을 제거하고, 가공하는 후처리 단계이다. 이 모든 단계를 3D 프린팅 출력 단계라고 하며, 모든 과정을 끝내야 출력물을 사용할 수 있다.

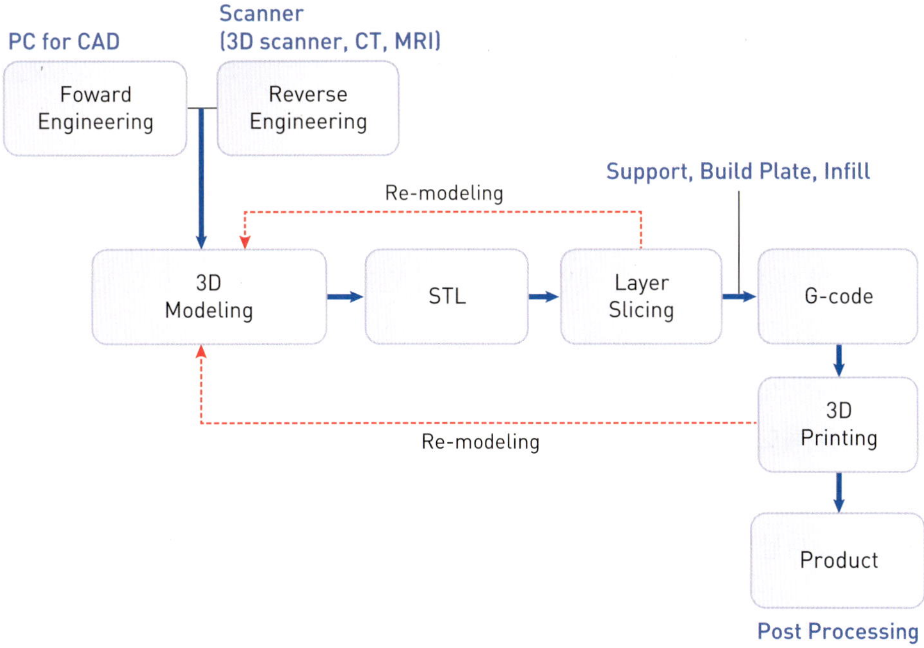

3D 프린팅을 위한 흐름도

1 3D 모델링 단계

연속되는 CT나 MRI 영상을 컴퓨터로 원하는 해부학적 구조물 외에 제거하고 출력할 부위만 선택하여 3D 모델링 기법으로 나타낸다. 현재 각 병원 영상의학과에서는 검사 처방에 맞게 3D 모델링하고 PACS로 전송시켜 의료진에게 CT 영상뿐만 아니라, 자세한 해부학적 구조물의 영상을 제공하고 있다. 이때 STL 확장자로 변환 저장하면 3D 프린팅을 하기 위한 모델링이 완료된다.

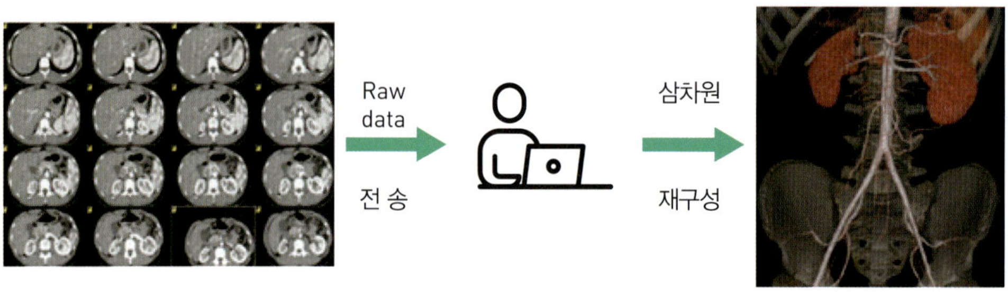

의료영상 3차원 재구성 흐름도

2 슬라이싱 단계

슬라이싱 단계는 g-coding 단계로도 부르며, 모델링 된 디지털 데이터인 STL 파일을 어떠한 방식으로 출력할 것인지 결정하는 단계이다. 보통 3D 프린터를 구매하면 슬라이싱 프로그램을 제공해 주며, 오픈소스인 CURA 프로그램을 이용할 수 있다. 모든 슬라이싱 프로그램은 3D 프린터의 기하학적인 설정 값을 입력하지 않으면 슬라이싱을 해도 출력을 할 수가 없어, 3D 프린터 설치 후 제원을 확인하고 슬라이싱 프로그램과 연동을 먼저 시켜야 한다. 본 교재는 오픈소스인 CURA 프로그램을 중점적으로 다룰 것이다. 슬라이싱 단계에서 층 높이, 내부 채움, 프린팅 속도, 벽 두께, 팬 속도, 지지대의 유 · 무 및 종류, 빌드플레이트의 유 · 무 및 종류, 압출량, 재료, 노즐의 크기, 노즐의 온도 등 출력의 모든 설정을 사용자가 정할 수 있다.

이것은 출력단계 중 가장 중요한 요소이며, 모든 설정 후 미리보기 화면에서 출력의 진행 단계를 한층 씩 확인할 수 있다. 슬라이싱을 다 끝낸 후 출력의 소요되는 시간 및 소모되는 재료의 양을 확인할 수 있으며, 이동식 디스크나 네트워크를 통하여 슬라이싱된 g-code파일을 프린터로 전송한다.

1) 출력위치 설정

출력할 모델을 어떻게 출력을 할지 정하는 것은 매우 중요한 요소이다. 출력의 실패여부를 결정하고, 출력 시간 및 재료의 소모를 결정할 수 있다. 안정된 출력위치를 정해보자.

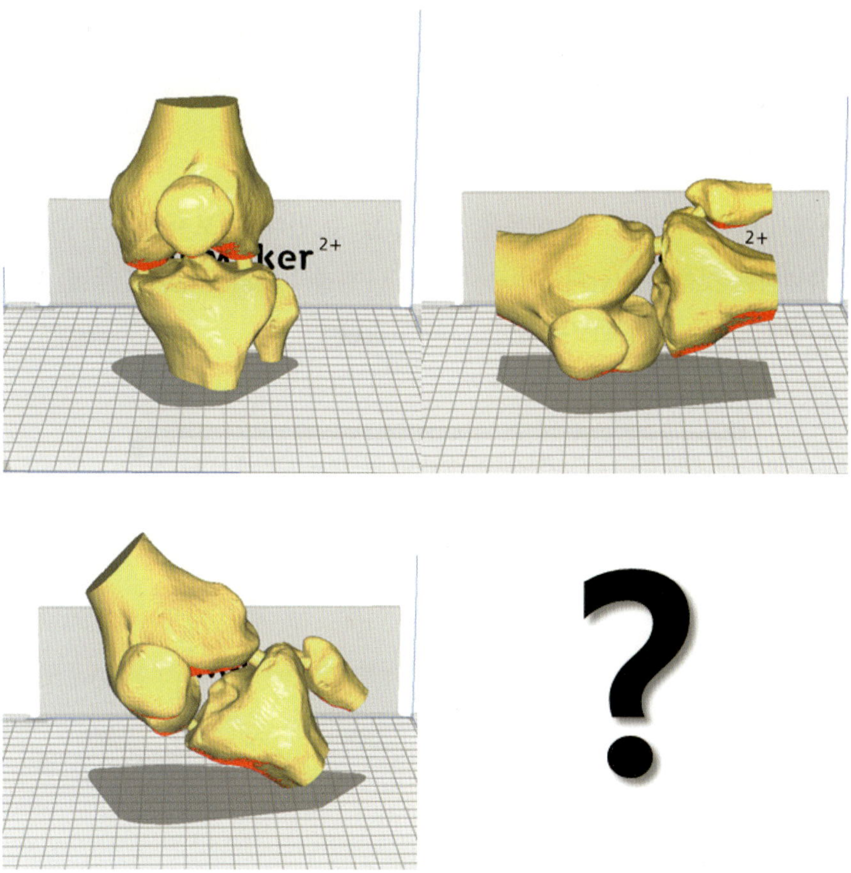

슬라이싱 프로그램을 이용한 출력위치 설정

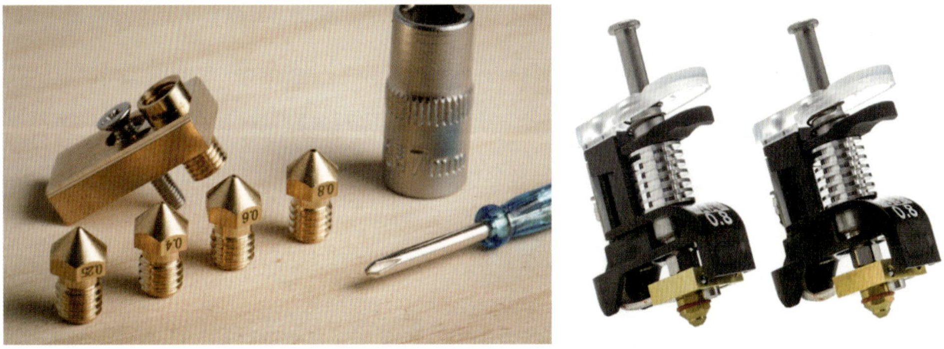

FFF 방식의 3D 프린터 직경 크기에 따른 노즐의 형태

2) 노즐크기 및 재료 설정

최근 출시되는 3D 프린터는 노즐을 크기별로 제공하여 출력물의 상태에 따라 교체할 수 있도록 출시되고 있다.

3) 출력 설정

CURA에서 아래 사진과 같은 항목을 설정을 할 수 있다. 초보자의 경우 기본 설정값으로 출력하는 것을 추천한다. 이 출력 설정 단계에서 출력 품질, 벽 두께, 내부 채움, 재료, 프린팅 속도, 서포트 등 모든 것을 설정한다.

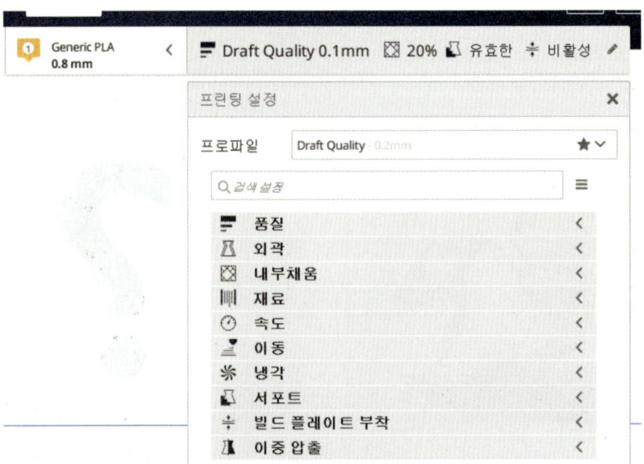

슬라이싱 프로그램 출력설정 화면

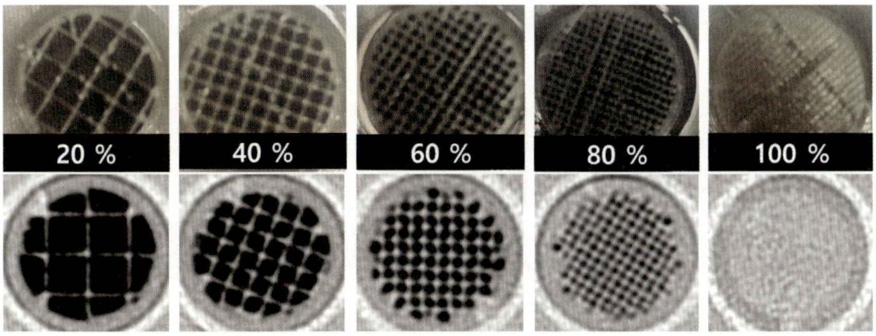

내부 채움에 따른 출력물의 현미경&CT 스캔 영상

- 품질은 한층 씩 쌓는 높이를 말하며 작을수록 품질을 좋아지지만 재료 및 출력 시간이 늘어나게 된다. 0.1~0.4 사이에서 설정하는 것이 가장 바람직하다.
- 외곽 설정은 벽 두께 및 상단/하단 두께를 결정할 수 있다. 초기 상태로 사용하는 것을 추천한다.
- 내부 채움은 출력물의 내부를 결정하는 단계이다. 보통 15%~20%로 설정하는 것이 좋으며 CURA 3.0 버전부터는 패턴도 결정할 수 있다. 방사선과학과 융합하는 연구 시에는 100% 채워야 한다. 아래 사진과 같이 X-ray같은 의료영상에서는 내부를 확인할 수 있기 때문에 100% 채우는 것을 추천한다.

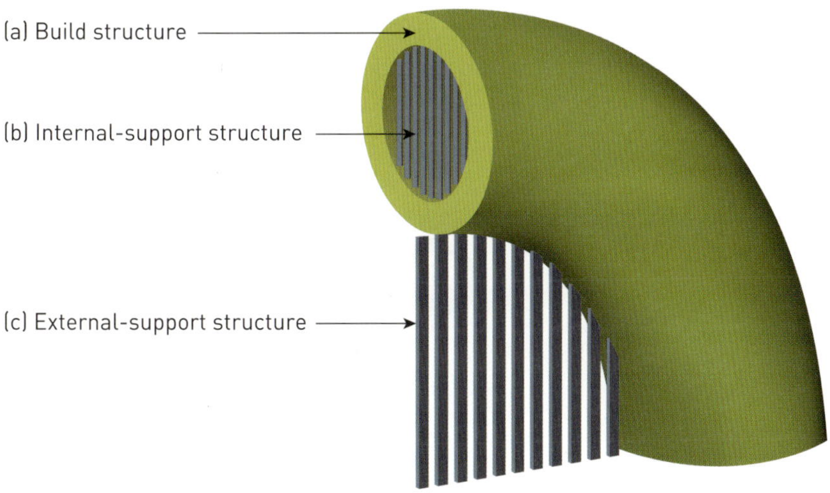

출력물 각도 따른 서포트 이해도

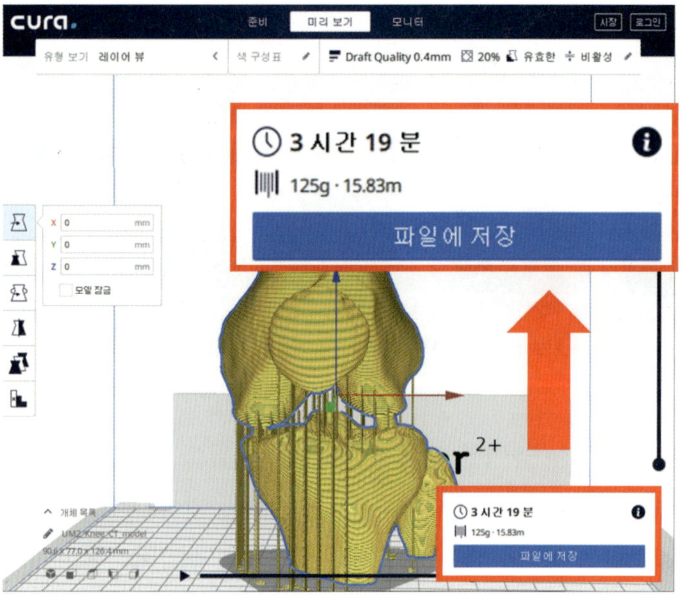

슬라이싱 프로그램의 출력 시간 및 재료소모량 확인

- 프린팅 속도는 재료 구입 시 제조사의 권고에 따른 속도가 가장 좋으며 평균 40~50 mm/s가 가장 출력의 안정성을 띈다.
- 서포트는 출력을 안정시키기 위해 출력물과 함께 세우는 지지대를 뜻한다. 보통의 경우 오버행 50도에서 서포터를 세우게 된다. 빌드플레이트 위에를 선택하면 아래 사진의 c 영역에만 서포트가 세워지게 되며, 어디에나를 선택하면 아래 사진의 b와 c 모두 서포트가 세워지게 된다.
- 빌드 플레이 부착은 출력이 완료될 때까지 안정적으로 출력물을 고정시키기 위한

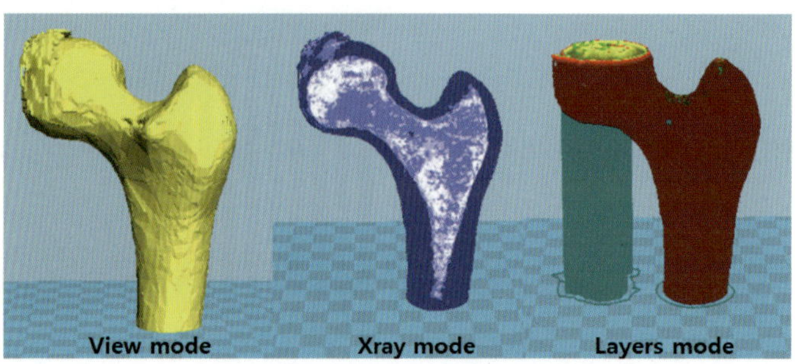

슬라이싱 프로그램에서의 출력물 미리보기

보조물을 뜻한다. 스커트는 노즐이 비어 있는 경우 미리 필라멘트를 압출하여 비어 있는 노즐을 채우는 설정이다. 스커트는 출력물이 인쇄되기 전에 출력물의 경계를 주위로 얇은 선을 그린다. 본 출력물 출력 전에 여분의 필라멘트로 경계를 그려 본 출력물이 잘 출력되도록 한다.

브림은 모자 챙이라는 뜻으로 출력물과 베드의 접점을 중심으로 얇고 넓게 퍼진 모양을 출력하는 옵션이다. 바깥면에서부터 출력물까지 1층 간격의 외곽선을 그려 안착면이 적은 출력물의 베드 안착부분을 넓혀준다. 출력물의 바닥이 넓어 안정성이 있는 경우 브림을 선택하는 것이 좋다.

라프트는 뗏목이라는 뜻으로 뗏목처럼 생긴 출력물을 베드에 출력하여 접착력을 높여주는 옵션 이다. 다시 말해 베드 위에 직접 출력되는 것이 아니라 뗏목처럼 생긴 출력물 위에 실제 모델링 한 출력물이 출력되는 것이다. 브림과 마찬가지로 베드 접착력을 높여 안정적인 출력을 할 수 있도록 도와준다. 하지만 라프트는 출력물에서 제거하기가 힘든 단점이 있다.

4) 출력 시간 및 재료 소모 확인

모든 설정을 하고 슬라이스 버튼을 누르면 시간과 재료의 소모양을 확인할 수 있다.

5) 미리 보기로 출력 안정성 확인

미리 보기로 레이어 뷰나 X레이뷰로 내부를 파악할 수 있으며, 한 층씩 쌓아가는 형태를 시뮬레이션 할 수 있다. 특히 서포트가 어떠한 방식으로 쌓이는지 확인할 수 있다.

3 출력 단계

1) leveling 확인

3D 프린터는 3차원으로 X,Y,Z 축 방향으로 출력하기 때문에 빌드플레이트가 수평을 이루어야 안정적인 출력이 가능하다. 따라서 출력 전 매일 아침에 빌드플레이트의

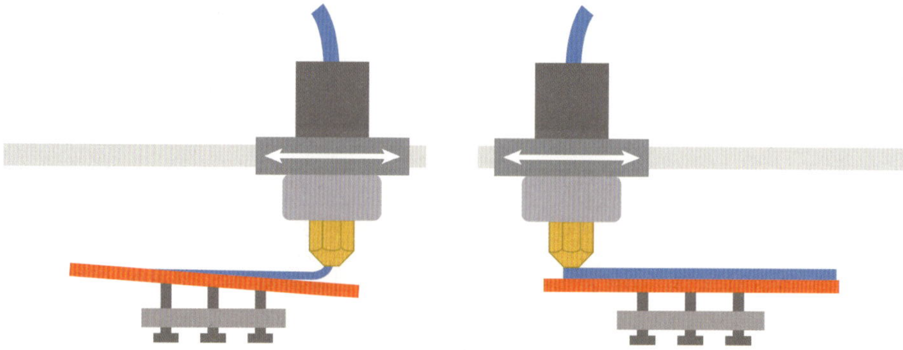

빌드플레이트 레벨링의 중요성

수평을 확인하는 레벨링을 해줘야 한다. 레벨링은 각 장비 제조회사에 따라 다르며, 제조사의 방법에 맞추어 확인한다.

2) g-code 전송

슬라이싱 프로그램을 이용하여 저장된 g-code 파일을 네트워크나 이동식 디스크를 이용하여 장비로 전송한다.

3) 3D 프린팅

모든 설정을 완료한 후 출력 버튼을 눌러 출력을 시작한다. 3D 프린팅은 빌드플레이트에 안착하는 첫 레이어 층이 가장 중요하다. 첫 층이 바닥면에 밀착이 되지 않으면, 출력의 실패 가능성이 높아지기 때문에, 출력을 시작하면 3~5분 정도 지켜보는 것이 바람직하다.

4 후처리 단계

안정적인 출력을 위한 서포트 및, 브림, 라프트 등을 제거하여 목적에 맞는 출력물로 가공하는 작업이다. 재료에 따라 후처리 가공하는 공구가 다양하며, 출력물에 손

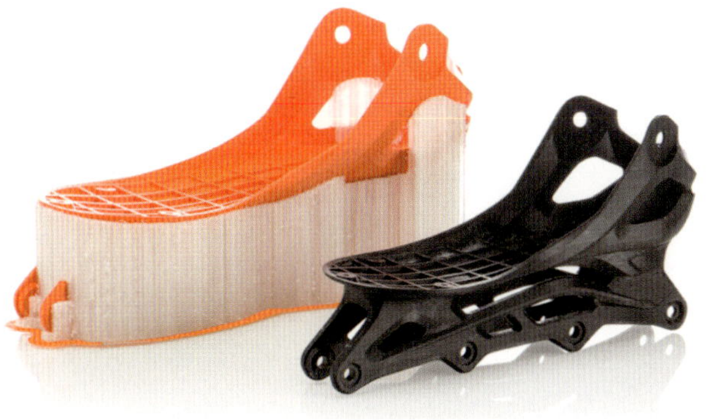

캡션 출력 완료 및 후처리

상이 가지 않도록 조심하게 제거해야 한다.

1) 3D 출력물의 후가공의 왜 필요한가?

3D 프린터는 적층 성형 방식이기 때문에 표면에 쌓여 올라간 레이어가 아래의 그림처럼 나타나게 되는데 이는 정도의 차이가 있을 뿐 어떤 3D 프린터에서든 똑같다.

보급형으로 널리 쓰이는 FFF 방식에서는 다소 심한 편이므로 출력물의 완성 퀄리티를 올려 상품으로서의 가치를 가지게 하려면 후가공 과정은 필수이다.

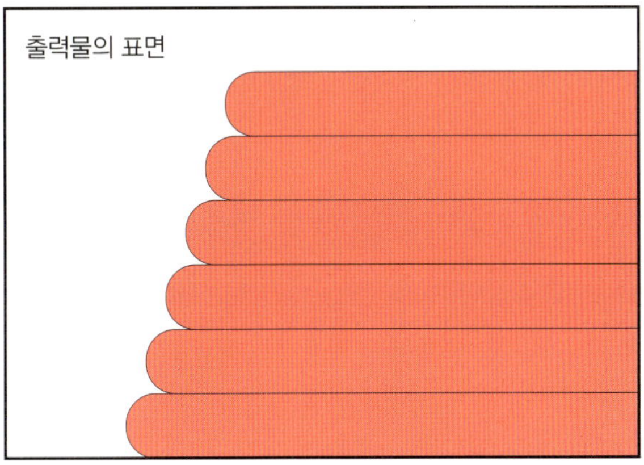

층 높이에 따른 출력물의 표면

2 장

의료영상을 이용한 3D 모델링

1. AVIEW-Modeler를 이용한 모델링 방법
2. OsiriX를 이용한 모델링 방법
3. AVIEW-Modeler를 이용한 3D 모델링 방법

1 AVIEW-modeler를 이용한 모델링 방법

AVIEW 간단 사용법

1) AVIEW-modeler는 우리나라 기업 코어라인소프트사에서 제작한 3D 모델링 프로그램이다. 앞서 OsiriX는 원래 PACS형태로 개발되었으며, VR 기반의 3차원 구성을 통한 진단을 위해 추가적인 기능에서 STL확장자로 저장할 수 있는 프로그램이었다면, AVIEW-modeler는 medical 3D 프린팅을 위해 개발된 프로그램이다. 저자가 연구 및 교육(대학 강의 포함)을 위해 여러 프로그램을 사용해봤을 때 느낀 점은 프로그램마다 특화된 장 · 단점이 있지만 3D 프린팅을 완벽하게 융합된 프로그램은 없다고 생각했었다. 하지만 AVIEW-modeler는 각 프로그램들의 장점을 살리고 단점은 보완한 프로그램이라고 생각된다. 그 이유는 CT에서 추출한 3D 모델의 내부를 채우거나, HU값으로 계산하여 주위 뼈들을 반자동 추출할 수 있으며, CT scan시 Slice thickness가 넓은 경우에도 Smart Slicer라는 기능을 통하여 보완할 수 있다라는 점에서다. 다행이 이런 프로그램을 우리나라에서 만들어졌다는 것은 큰 축복 중 하나이다. 거기에 3D 프린팅을 알리기 위해 무료로 데모버젼을 지원해준다는 점은 너무나도 감사한 일이다. 이 책에서는 AVIEW-modeler의 데모를 제공한다. 데모버젼을 제대로 사용하기 위해서는 데모버젼을 설치할 컴퓨터의 하드웨어가 3차원 모델링을 구현하는데 적절한 사양을 갖추어야 무리없이 작동할 수 있다.

AVIEW-modeler의 정식버젼은 두가지 방식으로 사용 가능하다. 첫 번째로 권장사양 이상의 하드웨어가 설치된 컴퓨터에 설치하여 쓰는 방법과, 두 번째 서버 형태로 크롬 부라우저를 통해 서버 컴퓨터의 성능을 이용하여 사용하는 방법 두가지로 나뉜다.

* Web Version 이용 시

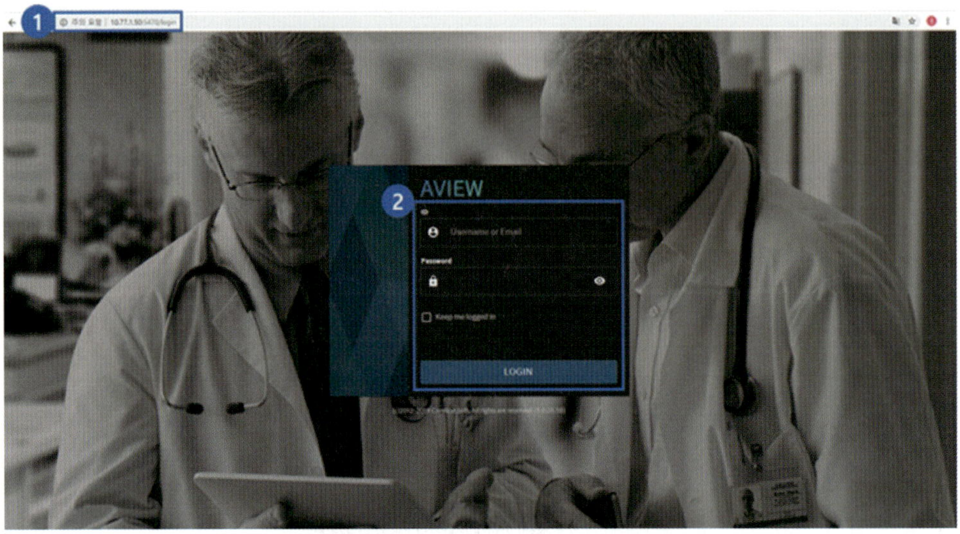

AVIEW는 구글 크롬이 설치되어 있어야 사용이 가능하므로, 크롬이 설치되어 있지 않은 PC라면 아래의 URL로 이동하여 다운로드 및 설치 후 이용할 수 있다. 해당 링크로 접속하면 가장 먼저 위의 사진과 같은 로그인 화면이 나오는데, 지정된 ID와 PW로 로그인하면 AVIEW 메인 화면인 Database 화면으로 이동하게 된다. (https://www.google.co.kr/chrome/browser/desktop/index.html)

* 컴퓨터 설치 Version 이용 시

바탕화면에서 해당 아이콘( )을 클릭하면 나온 로그인창에 로그인하면 AVIEW 메인 화면으로 접속된다.

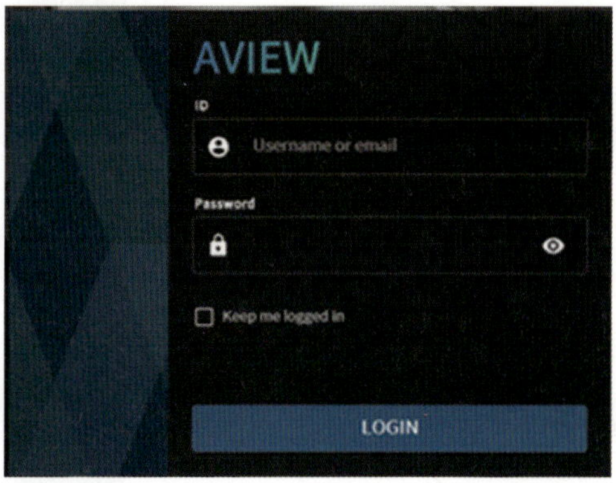

AVIEW Modeler를 실행하면 나오는 'log-in' 팝업창에 로그인을 하면 Database 페이지가 열리고 해당 페이지에서 Configuration버튼과 Window minimize/maximize/close 버튼을 발견할 수 있을 것이다.

지금부터 AVIEW-modeler 대표 기능과 사용 방법에 대해 설명할 것이다. 책으로 이해가 안되는 경우 유튜브 코어라인소프트채널에 사용방법에 대한 동영상이 업로드 되어 있으니 참고하면 이해하기 쉬울 것이다.

2) Database

첫 번째로 할 작업은 Database에 의료영상인 DICOM 파일을 업로드 해야 한다.

구글에 검색을 하면 무료로 공개된 DICOM 파일이 존재한다. 사진에 Upload DICOM file을 누르고 업로드할 수 있다. AVIEW-modeler 3차원으로 재구성할 수 있는 CT, MRI 영상만 볼 수 있기 때문에 꼭 CT, MRI DICOM data만 업로드 해야 한다.

DICOM Data Loading

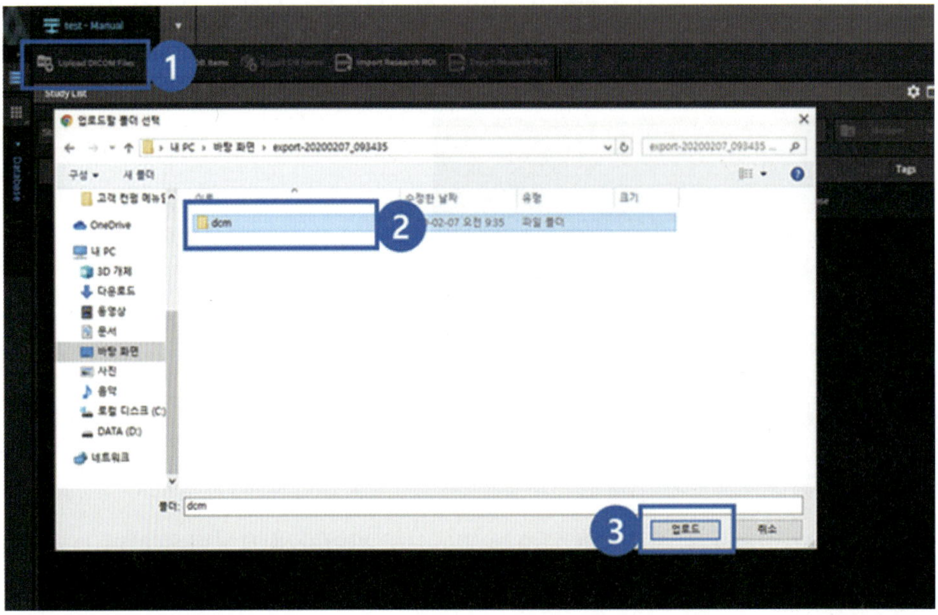

Data Loding 방법

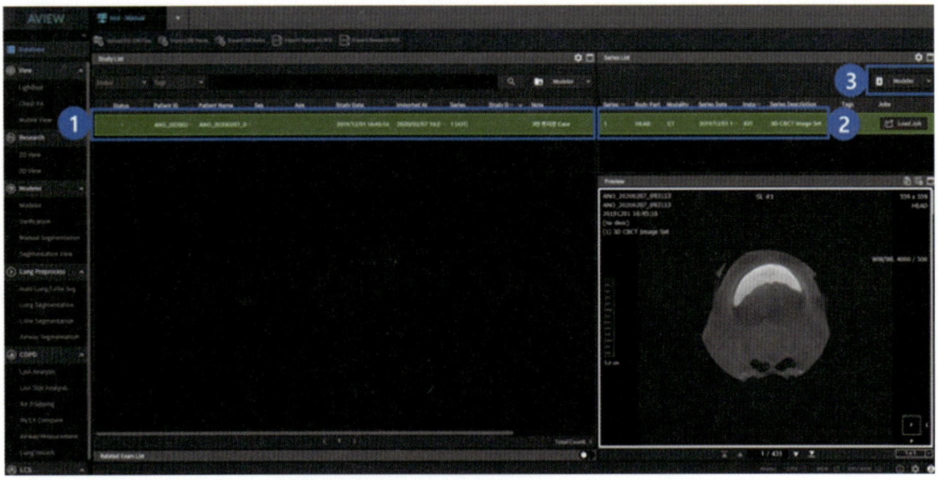

Study list에서 Study를 선택하면, 우측 Series list에서 원하는 Series를 선택할 수 있게 된다. 이후 우측 상단의 Modeler 버튼을 클릭하거나 로딩하고 싶은 데이터를 더블 클릭하면 원하는 Data를 얻을 수 있다.

Database 검색

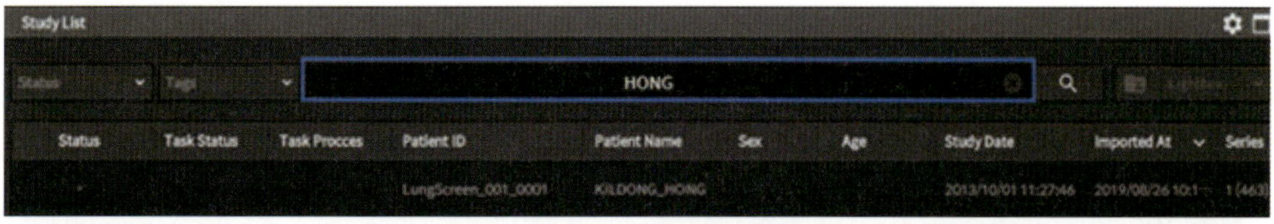

Database list에서 보고자 하는 study를 찾으려면 검색창에 입력하거나, 'List Configuration'에서 개인정보 입력을 통해 얻을 수 있다.

● Layout

기본 화면 구성

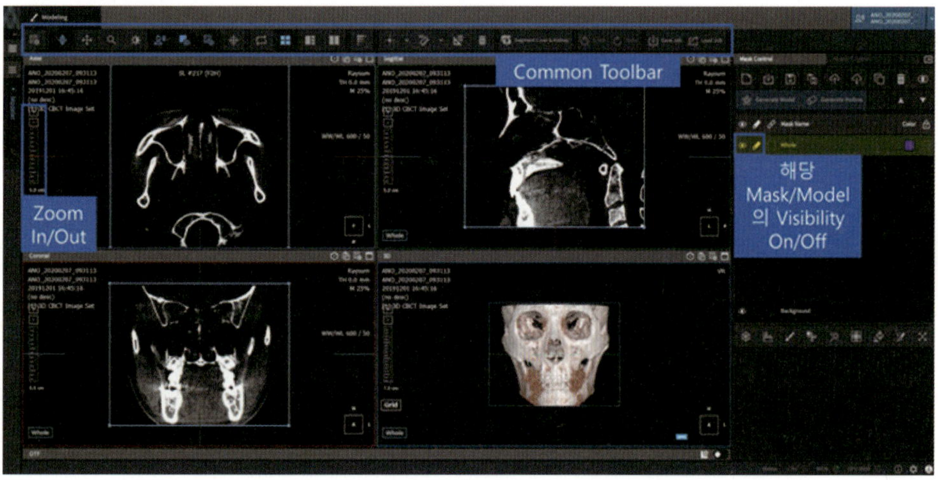

앞서 언급한 OsiriX프로그램은 VR기반이라 의료계 종사자가 쉽게 접근할 수 있지만 AVIEW-modeler는 영상편집 프로그램처럼 Mask기반의 모델링 프로그램이어서 Mask로 작업 후 모델을 생성하는 방식이다. 기본 화면 구성을 보면 의료영상의 단면영상 (Axial view)를 선택하면 자동으로 MPR 영상과 3D 영상을 구성해준다. 여러 개의 Mask 작업을 동시에 하는 경우 본인이 원하는 Mask만 On/Off 할 수 있고, 아이콘이 표시되는 현재 작업 중인 Mask는 Visibility의 On/Off 여부와 관계없이 Visible 가능하다.

영상 전환 방법

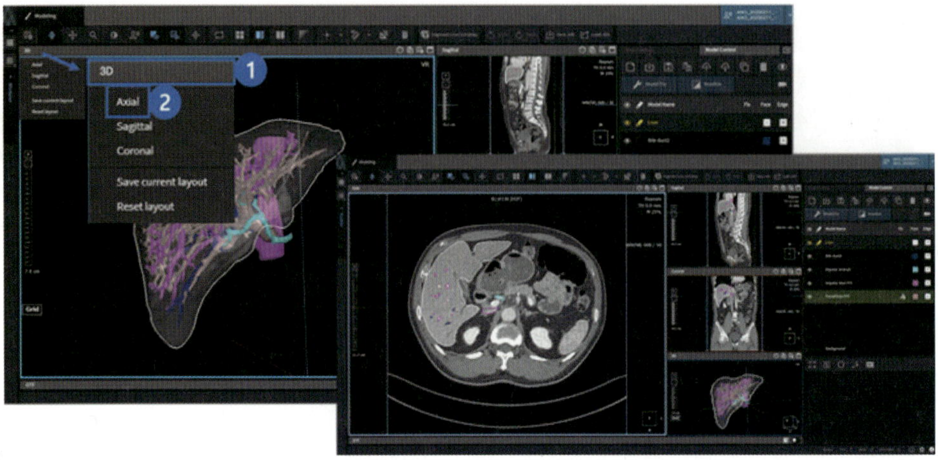

화면 좌측 상단에 있는 3D 글씨를 클릭한 뒤, 3가지의 MPR 영상 중 본인이 보고자 하는 영상을 선택하면 된다.

Layout 변경 방법

Common Toolbar에 있는 아이콘을 이용하여 Layout을 변경할 수 있다.

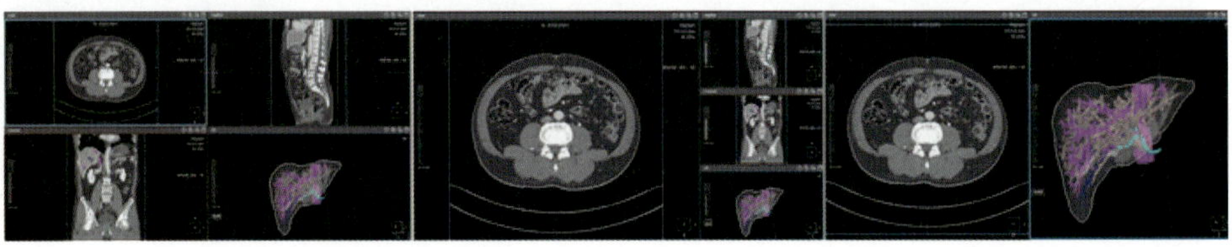

MPR 영상 조작 방법

Scroll: 현재 MPR 영상의 다음 장을 보고 싶다면 마우스 휠을 위아래로 조작하며 바꿀 수 있다. 또한 Shift 키와 함께 마우스를 조작한다면 터보 휠이 작동되어 한 번에 여러 장의 Slice를 이동할 수 있다.

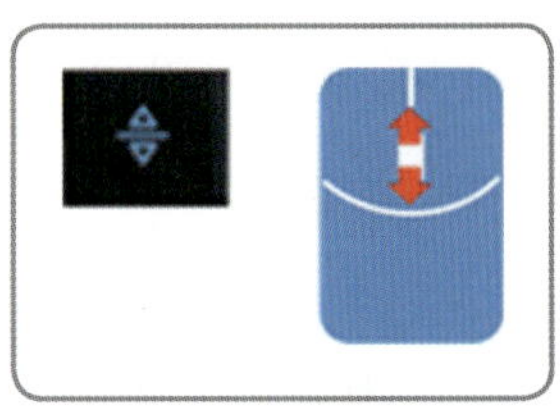

Pan : 마우스 휠을 드래그 한다면 단면상을 원하는 위치로 이동시킬 수 있다.

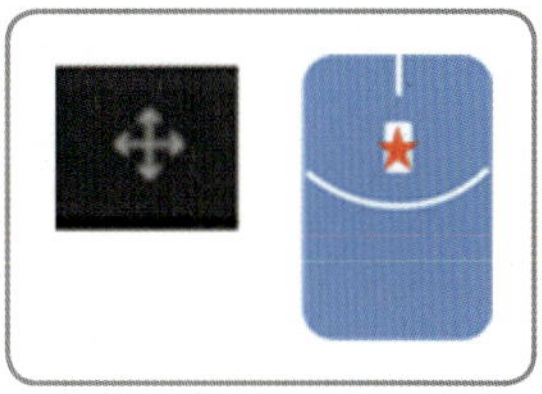

Zoom In/Out : 확대와 축소 방법엔 세 가지가 있다. MPR 화면 왼쪽 중간의 Scale 바를 위 아래로 움직이는 것, Scale 바 위에서 마우스 휠을 위 아래로 조작하는 것, Ctrl+마우스 휠 드래그 하는 것이 그 방법이다.

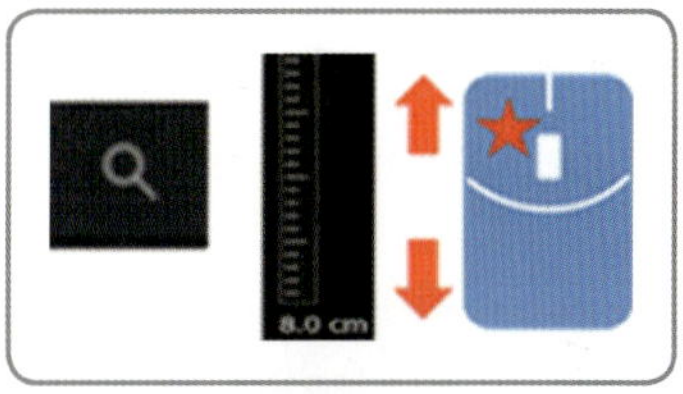

WW/WL : 마우스 우측 드래그로 WW/WL을 조절할 수 있다.

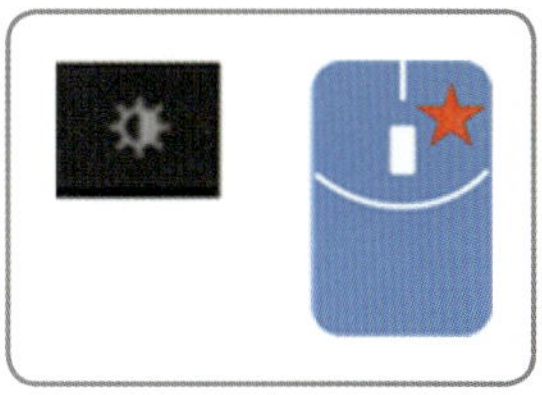

좌 클릭 조작 : 화면 좌측 상단의 조작용 툴바에서 아래의 아이콘을 선택하면 위의 4가지 조작을 마우스 좌측 드래그로 시행할 수 있게 되므로 조작법을 너무 복잡하게 생각하지 않아도 된다.

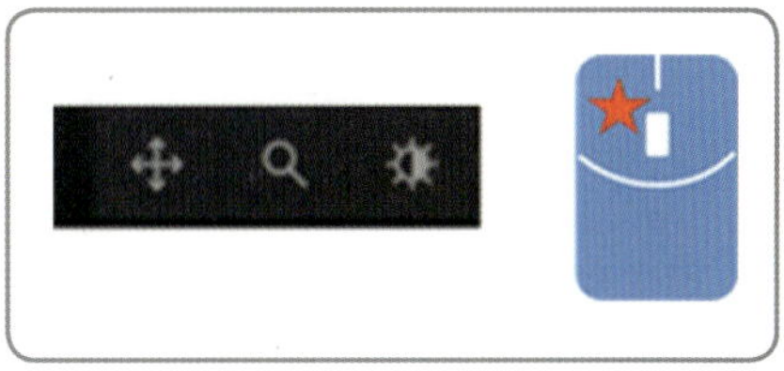

3D 영상 조작 방법

회전 : 3D 모델 위에 마우스를 두고 마우스 우측 드래그를 하면 3D 모델을 회전할 수 있게 된다.

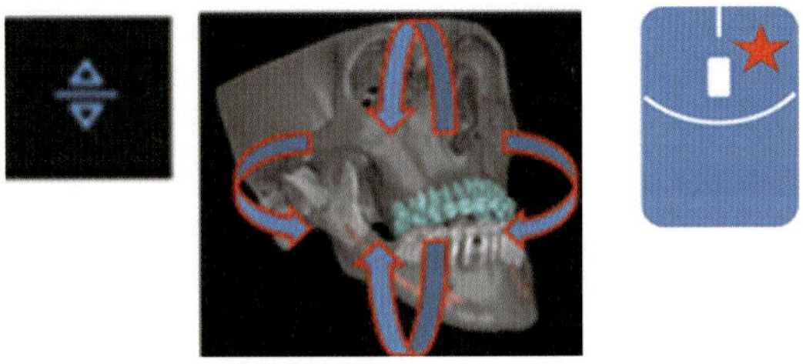

확대/축소: 3D 모델 위에 마우스를 두고 마우스 휠을 위 아래로 움직임으로 3D 모델을 확대하거나 축소할 수 있게 된다.

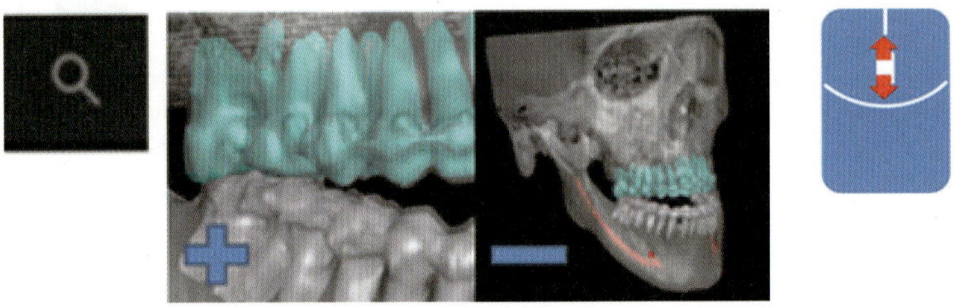

이동: 3D 모델 위에 마우스를 두고 마우스 휠 드래그로 3D 모델을 이동시킬 수 있게 된다.

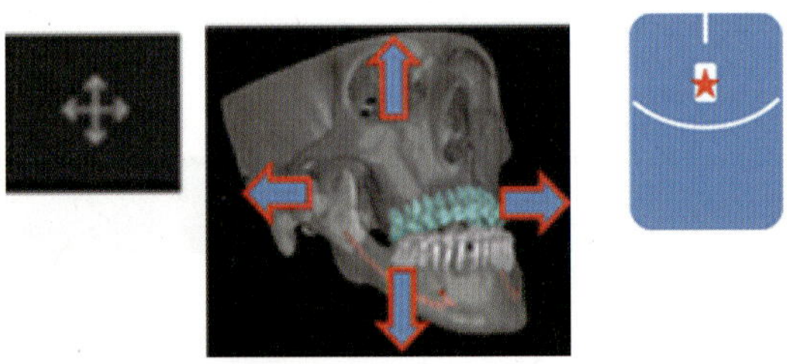

좌 클릭 조작: 화면 좌측 상단의 조작용 툴바에서 아래의 아이콘을 선택하면 위의 3가지 조작을 마우스 좌측 드래그로 시행할 수 있게 되므로 조작법을 너무 어렵게 생각할 필요는 없다.

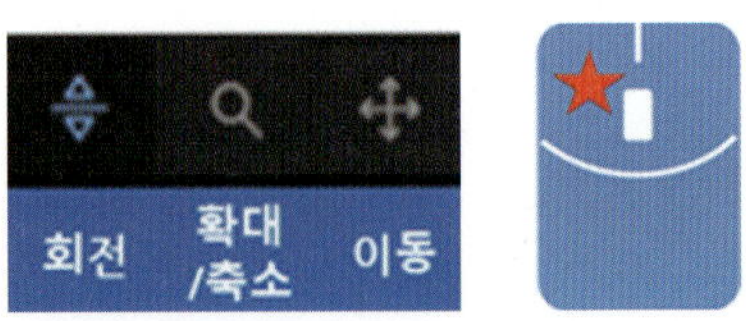

Background

Background 영상이란 환자의 CT 영상을 Volume Rendering한 영상이며, 이것의 투명도를 조절하면 Mask와 Model을 3D로 볼 수 있게 된다. 원하는 HU(Hounsfield Unit) 영역의 영상을 보기 위해서는 OTF(Opacity Transfer Function) 그래프를 이용하는 방법이 있다.

● Background 영상 설정

Background 영상 ON/OFF

Mask 혹은 Model Control 창에 있는 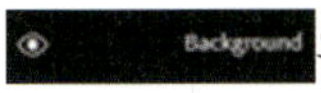

의 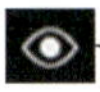을 누르면 ON/OFF된다.

OTF ON/OFF

화면 가운데 하단에 위치해 있는 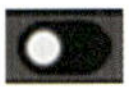 버튼을 누르면 해당 창이 나타난다.

OTF 그래프

OTF 그래프는 각 꼭지점으로 조절할 수 있고, CT Number 범위는 그래프 내부를 드래그하여 조정할 수 있다. 오른쪽으로 갈수록 CT Number 범위가 높아진다.

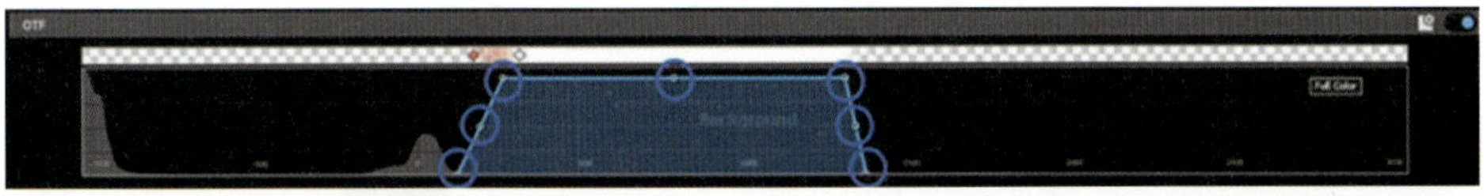

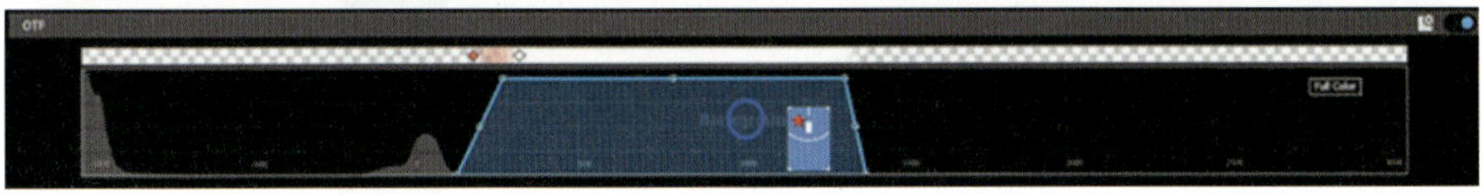

● Communication Tool

Measurement

2D, 3D 영상에서 원하는 길이, 각도 등이 측정 가능하다.

2D Measurement

2D 영상에서의 측정은 영상이 움직여도 고정되어 있는 계측용 선을 만들어서 측정할 수 있다.

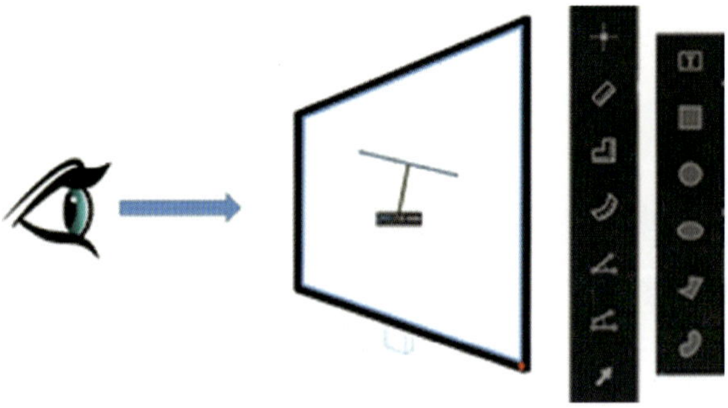

3D Measurement

3D 영상에서의 측정은 실제 영상의 움직임에 따라 움직이는 계측용 선으로 측정할 수 있다. 이는 2D와 3D 모두에서 사용 가능하다.

Save Job

Save Job을 통해 현재까지의 작업 내용을 온전히 저장할 수 있다. 의사와 엔지니어 모두 이 작업을 통해 일의 효율이 증가하게 될 수 있다. 또한 Description을 통해서 Save Job 작업 시 필요한 부분들을 효과적으로 기록할 수 있다.

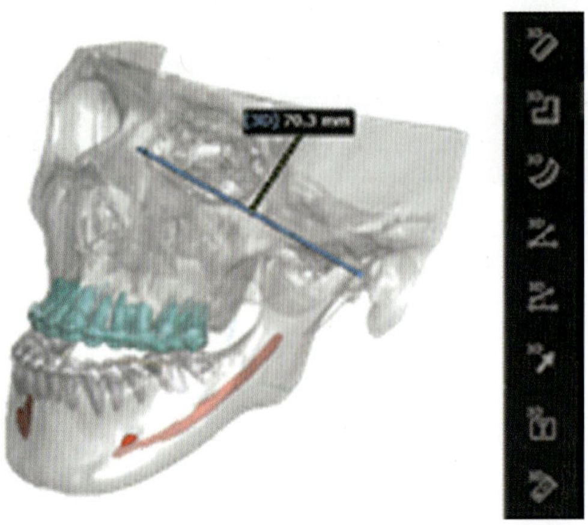

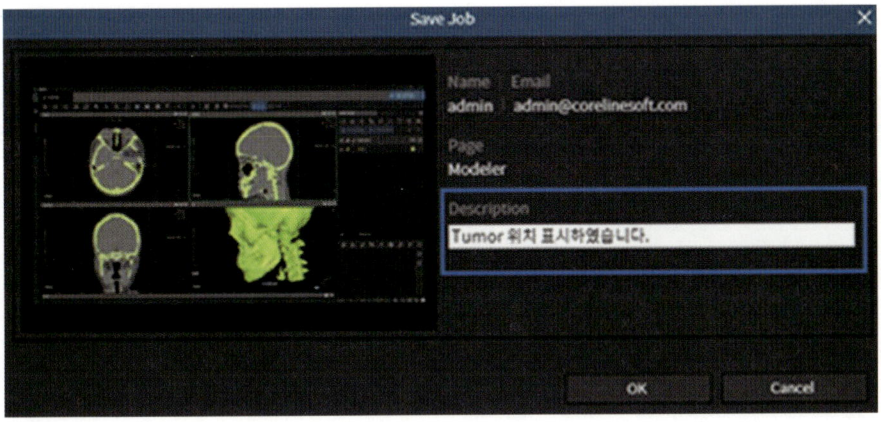

Load Job(History)

이 작업은 2D, 3D 작업 모두에서 저장된 데이터를 가져올 수 있다. 즉, 3D 프린팅의 전 과정을 불러올 수 있다는 뜻이다.

Link-URL 사용법

보고자 하는 Job 데이터에 대한 URL을 만들 수 있는데, 해당 데이터에 대한 유효기간 또한 설정할 수 있다.

Tumor 표시 및 작업 내역 저장 방법

특정 부위에 종양이 있거나 표시 작업이 필요할 경우, 아래와 같은 순서로 작업할 수 있다.
우측 하단의 Brush 아이콘을 선택한 뒤 작업이 필요한 곳을 드래그하여 표시한다. 하고자 하는 모든 작업이 완료될 경우 Save Job을 이용하여 모든 작업 내용을 저장한다. 단, 작업저장은 현재까지 유저가 작업한 부분을 저장하는 것이며, STL로 저장되는 것은 아니다.

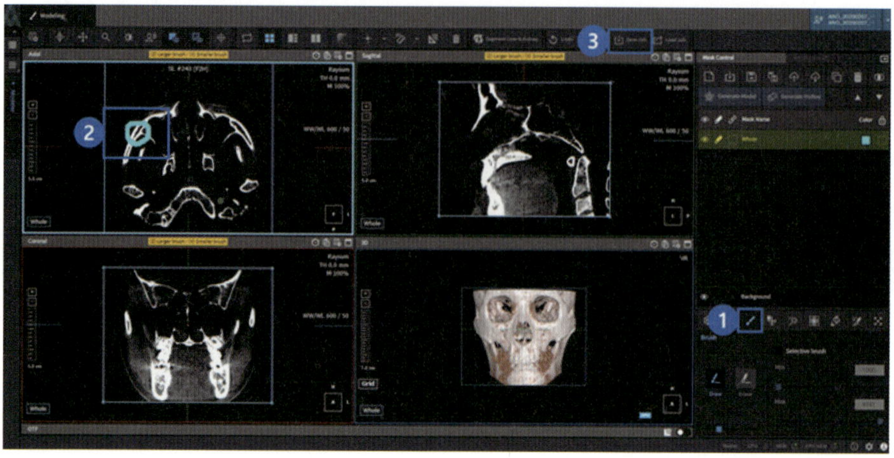

Cutting Line 표시 및 작업 내역 저장 방법

장기나 뼈를 잘라내는 수술을 하는 경우, 수술 전 영상에서 Cutting Line을 미리 표시하여 수술 전 시뮬레이션에 도움을 줄 수 있다. 3D measure 아이콘으로 3D Line 중 원하는 measure을 선택하여 본인이 Cut하고 싶은 영역을 표시한다. 영역 표시 시 회전, 이동 등을 하게 되면 정확하게 절제될 확률이 떨어질 수도 있다. 마지막 영역표시 시 마우스를 더블 클릭하면 작업이 완료된다. 이후 Save Job을 이용하여 작업한 모든 내용을 저장한다.

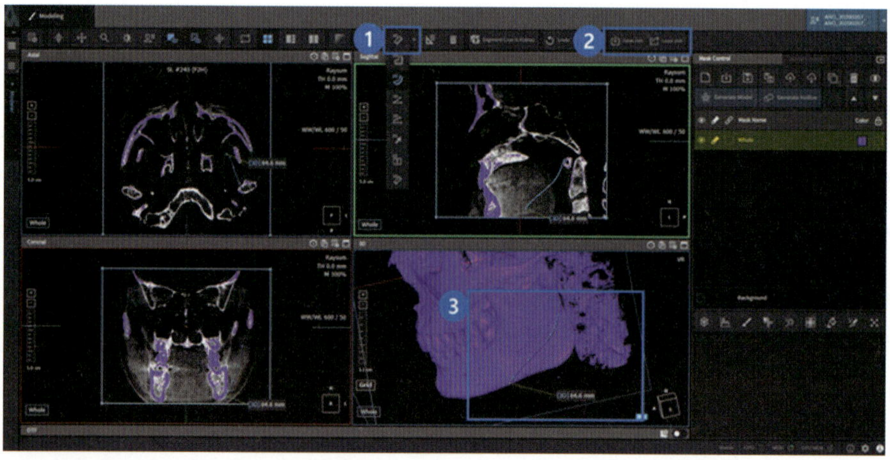

Create with Save Job

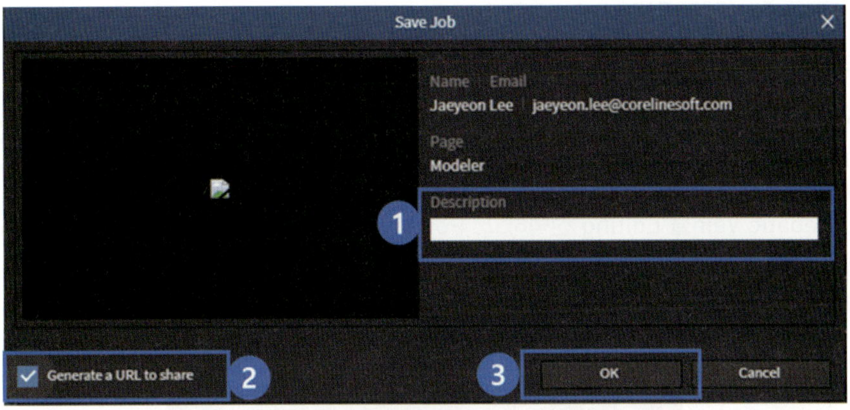

Common Toolbar에서 Save Job 버튼을 클릭한 뒤, 왼쪽 하단의 Generate a URL to share를 체크한 후 OK 버튼을 누른다. 선택적으로 Description을 작성할 수도 있다.

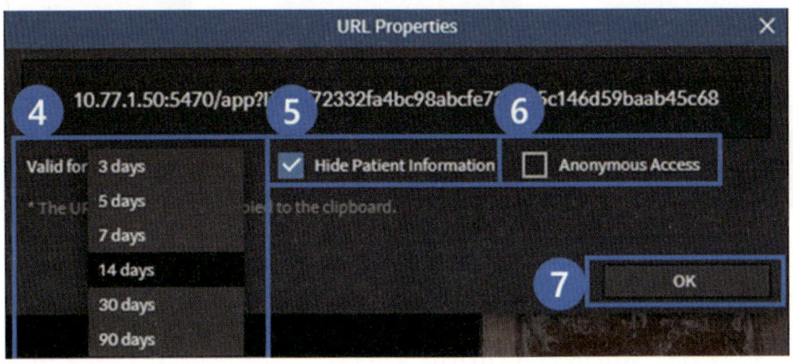

먼저 URL 기한을 설정해야 되는데, 이 기간이 지나면 해당 데이터에 접근이 불가하다. 이후 5번(환자 정보를 숨길 것인가)과 6번(자동로그인 여부)을 체크한 뒤 7번의 OK 버튼을 클릭한다. 그럼 자동으로 URL이 복사된다. 모든 저장이 완료되면 안내창이 뜬다. 모든 작업이 완료되면 공유하고자 하는 곳에 URL을 공유할 수 있게 된다.

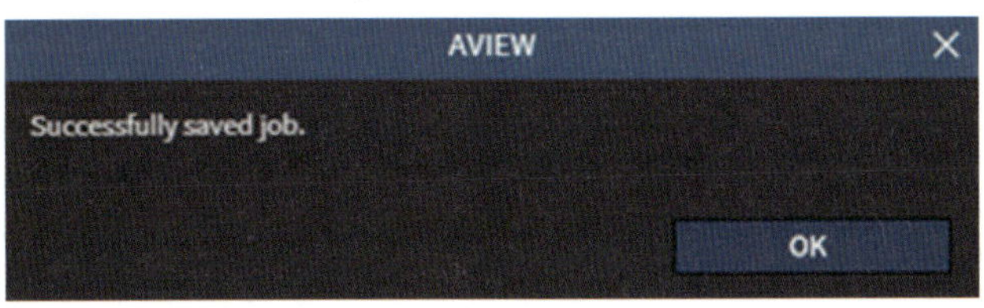

● Mask Control

Paring & Protected

Paring

1번과 같이 작업할 Mask를 Editing 선택한 뒤 2번과 같이 페어링 받는 Mask를 페어링 시켜준다.

Ex) Hepatic Vein을 Editing 선택하고, Portal Vein을 Paring 선택하고 Draw툴을 사용해 Heaptic Vein 부분의 Mask를 지우게 되면 Hepatic Vein은 지워지고 반대로 Paring해 놓은 Portal Vein은 그려지게 된다.

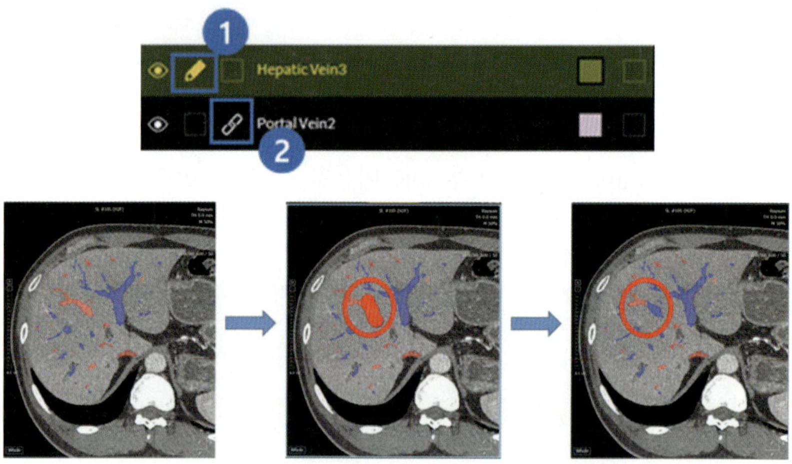

Protected

1번과 같이 작업하는 Mask를 Editing 선택한 뒤 2번과 같이 보호하고 싶은 Mask는 Protected 선택한다.

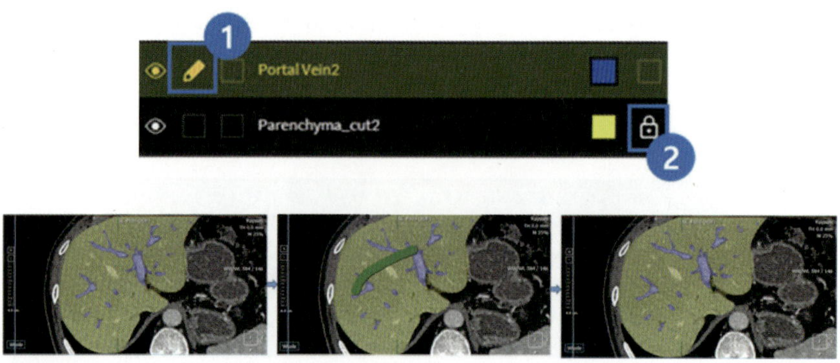

Ex) Portal Vein을 Editing 선택하고, Parenchyma를 Proteced 선택하면 아래 그림과 같이 Portal Vein을 Draw하여도 Parenchyma Mask 위에 덮어 씌워지지 않는다.

Magic-Cut

magic-cut기능은 CT number가 비슷한 부분이 이어지는 해부학적 구조를 쉽게 없애거나 모델링 할 수 있어, 독자들이 Pick 기능과 더불어 가장 많이 쓰는 기능이다. 제대로 사용한다면, 몇 시간 작업 분량을 마우스 드래그 2번 만에 내가 원하는 해부학적 구조만 모델링 할 수 있다. 불필요한 부분을 지워 원하는 부분만 남길 수 있는 작업으로, 남기고 싶은 부분을 마우스로 드래그 하고 제거할 부분을 우클릭으로 손쉽게 지울 수 있다. Erase를 통해 드 래그한 부분을 수정할 수도 있으며, Try를 통해 미리보기를 할 수도 있다. Apply를 누르면 최종 결과물이 도출된다.

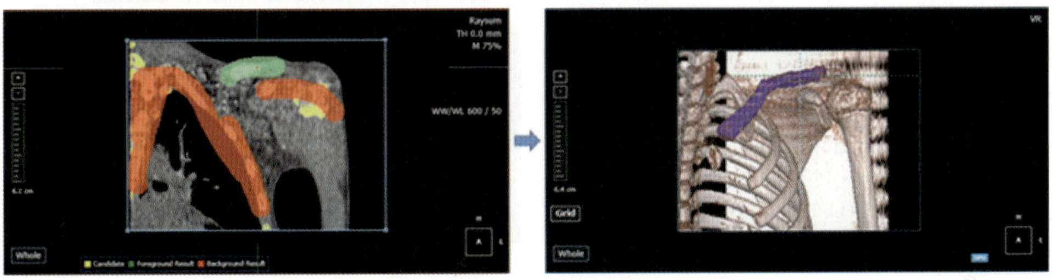

Region Grow

Region Grow 기능은 연부조직이나 혈관을 모델링 할 때 정말 편리하게 해부학적 구조를 선택할 수 있는 AVIEW-modeler만의 특화된 기능이다. 선택한 HU값의 범위만큼 Mask를 찾을 수 있다. Reset버튼을 통해 찾은 부분을 초기화 할 수 있으며, Apply버튼을 눌러 최종 결과물에 적용할 수 있다.

Ex) Seed점 값을 100, Width 값을 100으로 준다면 Upper, Lower, Both값 각각은 아래 그림처럼 적용된다.

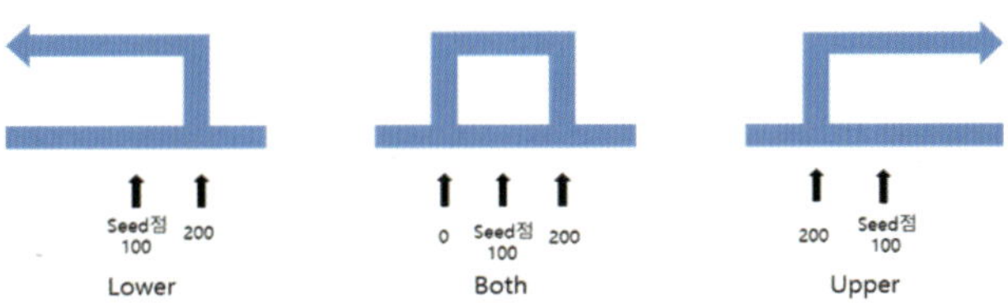

사용 예시 1)

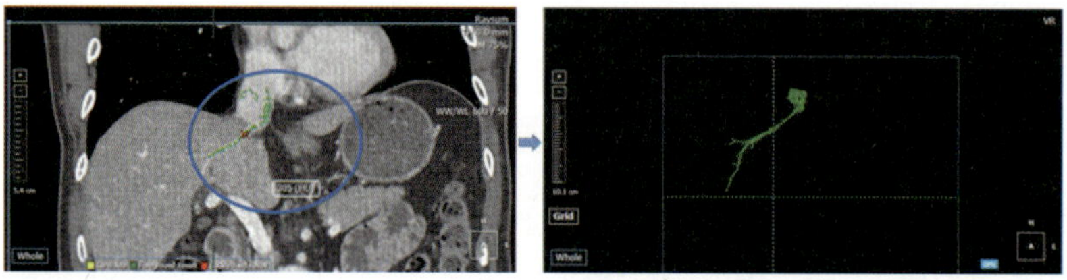

사용 예시 2)

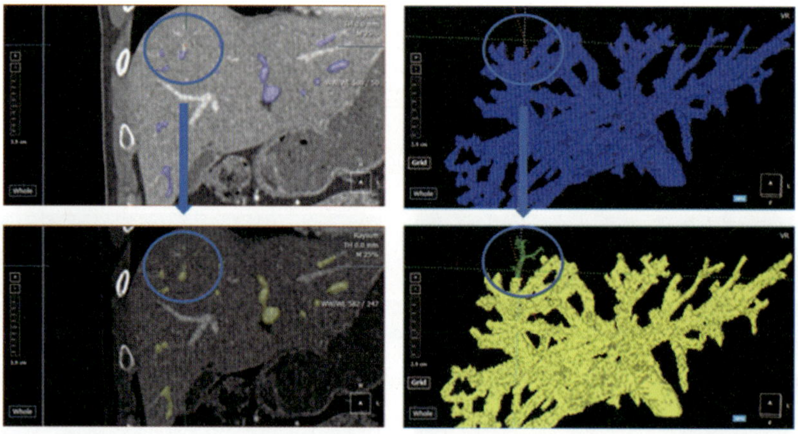

Morphological Operators

작업한 Mask의 영역을 원하는 Size만큼 확장시키거나 축소시킬 수 있다.

① Dilation

• 현재 mask 영역을 지정된 size 만큼 확장한다(아래 그림의 초록색 영역이 확장되는 영역).

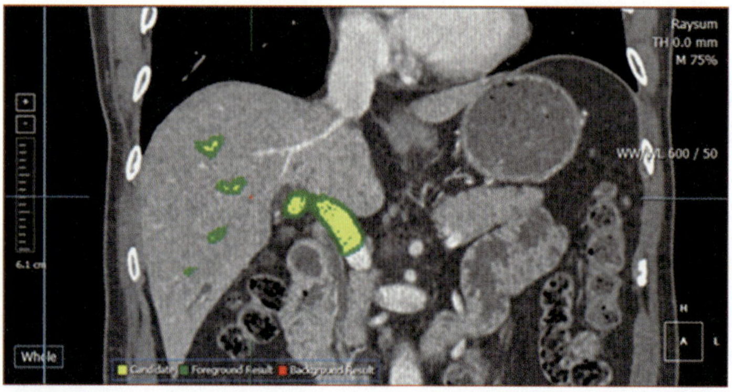

② Erosion

• 현재 mask 영역을 지정된 size 만큼 축소한다. (아래 그림의 빨간색 영역이 축소 되는 영역)

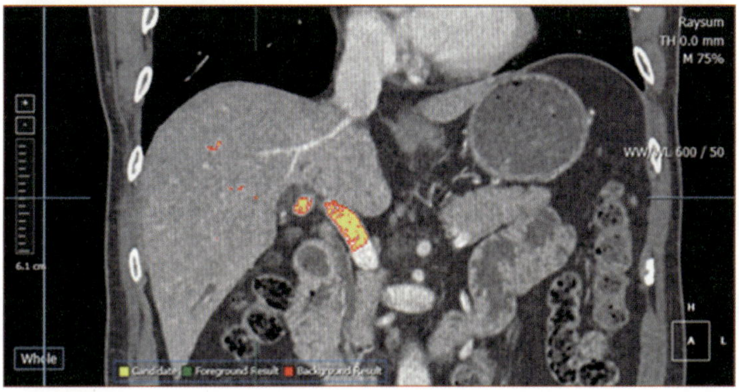

③ Closing

• 현재 mask 영역을 지정된 size 만큼 확장했다가 축소한다.

• 'C'와 같은 형태의 Mask가 'O'의 형태로 닫히게 된다. (아래 그림의 초록색 부분이 Closing 적용되는 부분)

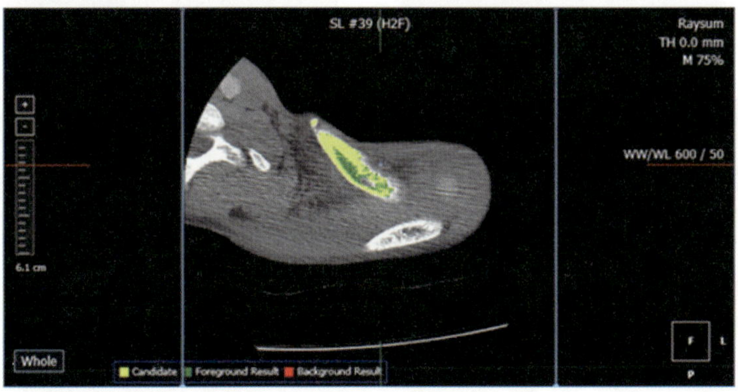

④ Opening

• 현재 mask 영역을 지정된 size 만큼 축소했다가 확장한다.

• '◎'형태의 Mask에서 상대적으로 얇은 영역이 'C'와 같은 형태로 열리게 된다. (아래 그림에서 빨간색 영역이 Opening 적용되는 부분)

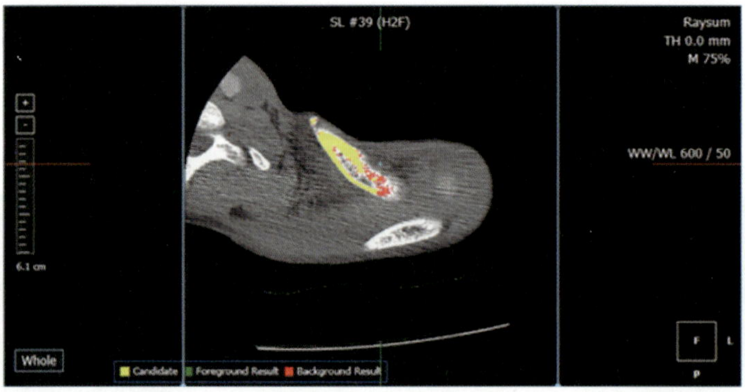

Generate Hollow

Outer offset값과 Inner offset값을 지정해줌으로써 내부비움 형상을 만들 수 있다. Generate Hollow은 자동으로 내부비움이 가능하게 도와준다.

사용 예시 1) Mandible에 Outer offset값만 적용했을 경우

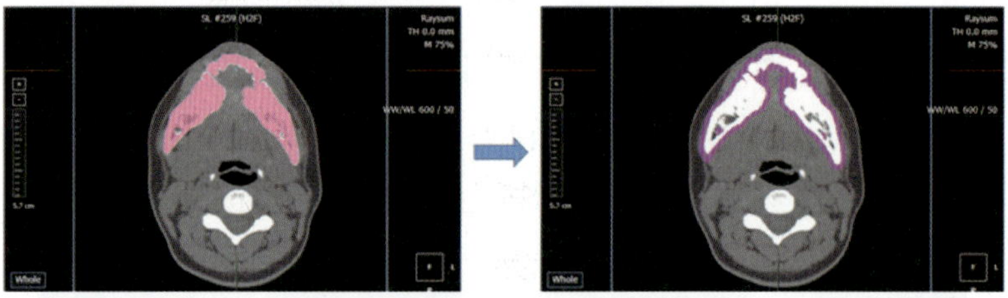

사용 예시 2) Left Ventricle에 outter offset값만 2 mm 적용했을 경우

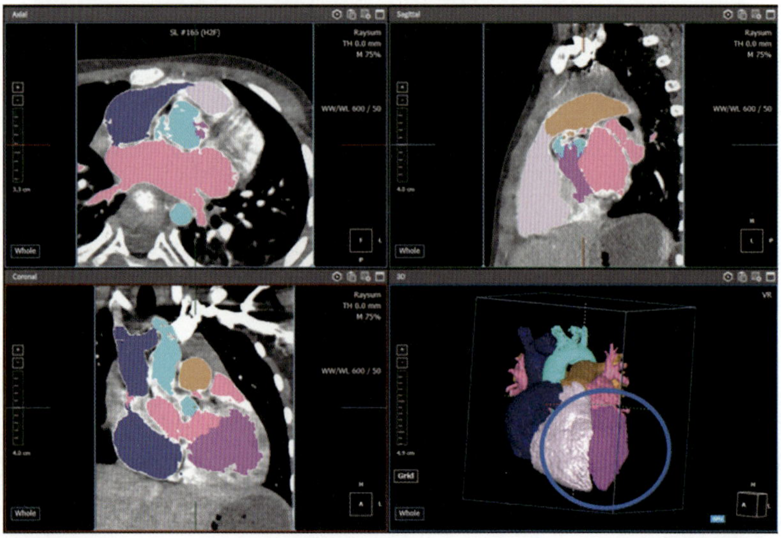

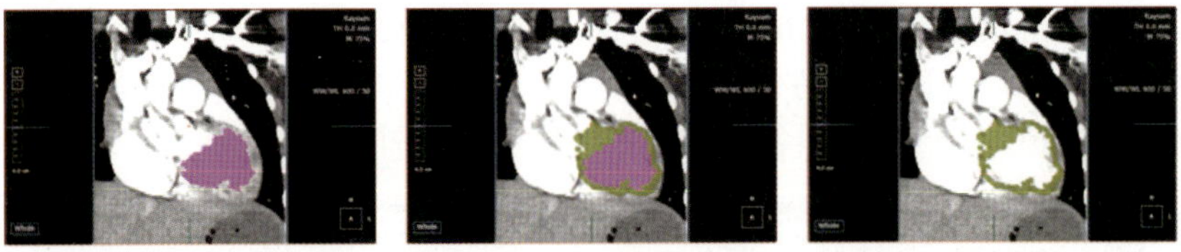

Original　　Original + Hollow　　Hollow

Generate Model

작업한 Mask를 3D Printing할 수 있는 STL Model로 변환시킬 때, Mseh는 Triangle로 구성된다. Decimation Rate값을 조절하여 Triangle 수를 조절할 수 있고, Smoothing Iters값을 조절하여 생성되는 Model의 표면의 거칠기를 조절할 수 있다.

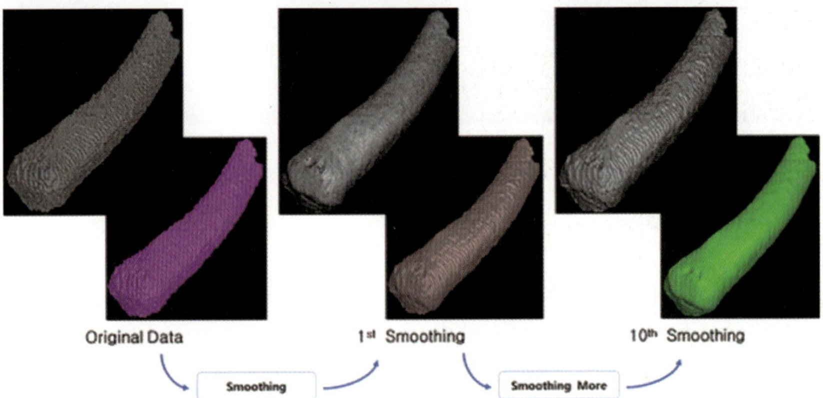

Model Control(STL File)

Mask 작업을 끝낸 데이터는 STL 파일로 변환할 수 있고, Model Fix 창에서는 STL File을 수정할 수 있는 다양한 기능을 제공한다. STL의 이니셜을 넣을 수 있으며, 거친 부분을 부드럽게 만들어 줄 수 있다. Model Control은 마스크 작업이 완료된 후 모델링으로 변환된 상태이므로 Model Fix 과정을 거치면 STL로 저장할 수 있다.

Model Fix

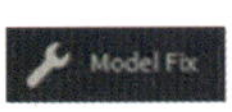

버튼을 클릭하거나 Model Control List 상에 나타나는 공구 모양 아이콘을 클릭하면 Model Fix 팝업창이 나타나 작업 수행이 가능해진다.

※ 아래 그림의 1번을 통해 Component, Holes, Self-intersections, Skinny Faces의 개수를 알 수 있다. 1번에서 문제가 없었다면 2번의 Auto Fixing을 눌러 자동으로 Fixing하게 한 뒤, Auto Fixing으로 수정이 안 되는 부분은 3번의 Manual Fixing으로 수정한다.

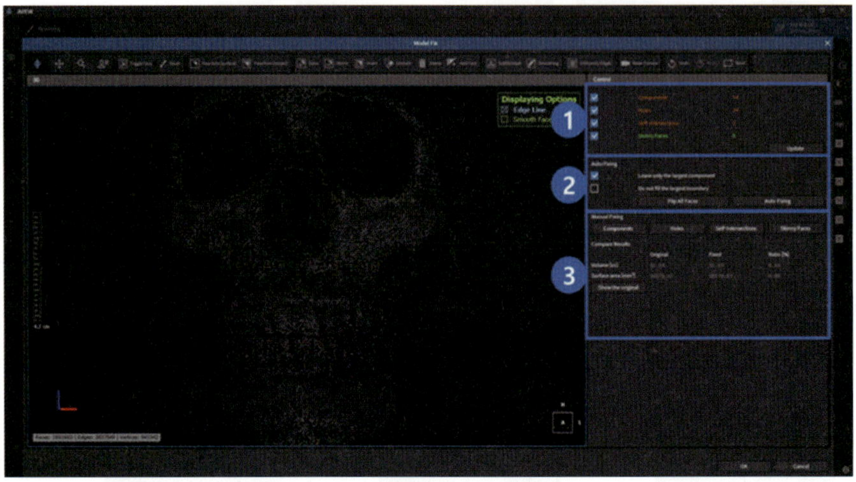

Voxelize

Model을 Mask로 변환하여 주는 기능으로, DICOM 파일 및 STL 파일은 존재하나, Mask 파일이 없는 경우 사용하는 기능을 말한다. Model List에서 변환하고자 하는 파일을 가져온 뒤 에러가 있는 경우 Model Fix 기능으로 수정한다. 마지막으로 Model Management Tool에 있는 Voxelize를 눌러 마무리한다. 다만, Model의 경우가 복잡하거나 에러가 존재하는 경우 변환이 어려울 수 있다.

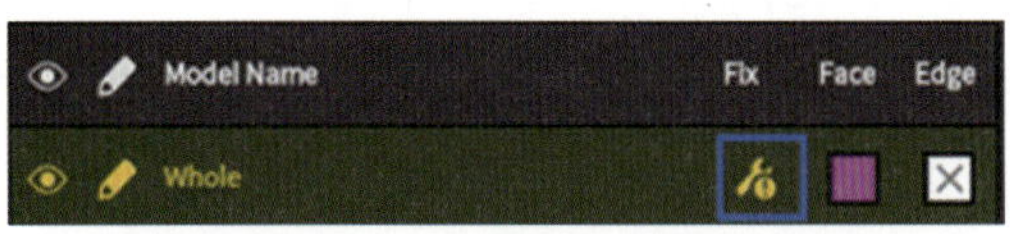

Transform

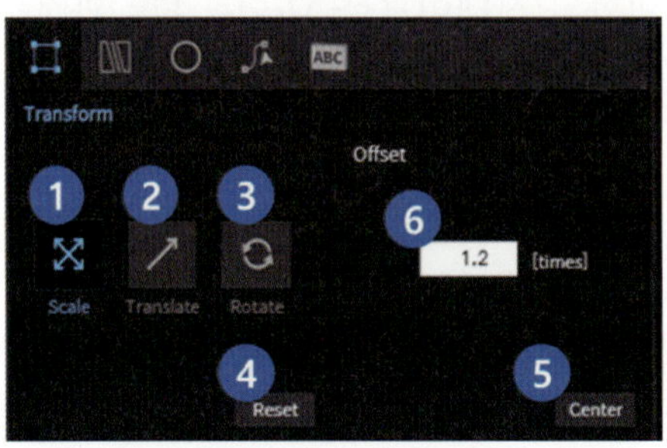

① Scale

- 모델 축의 cross-center를 기준으로 확대 혹은 축소된다. Scale 모드 선택 시 3D 화면에 DSI가 나타나며 +버튼 혹은 −버튼을 누르게 되면 해당 값만큼 확대 혹은 축소된다.

② Translate

- Model의 위치를 이동할 수 있는 작업으로, Translate 모드 선택 시 나타나는 X, Y, Z 버튼으로 조정할 수 있다.

③ Rotate

- Model을 회전할 수 있는 작업으로, Rotate 모드 선택 시 나타나는 X, Y, Z 버튼으로 조정 가능하다.

④ Reset

- 수정 전 초기 상태로 돌아간다.

⑤ Center

- 현재 Editing Model의 중심으로 cross-center를 이동시키는 작업을 한다.

⑥ Offset

- Model의 크기, 위치, 회전각도에 적용할 값을 입력하는 작업을 한다.

Curve-line Model

① Curve-line Model

- Curve-line model의 직경의 설정할 수 있다.

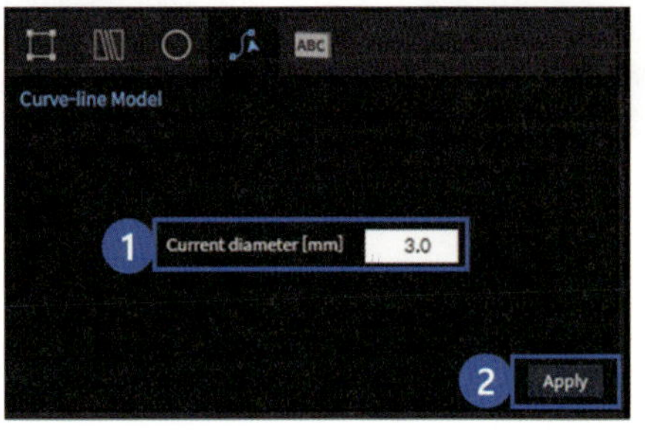

Engrave

① Text

Model에 각인할 글자를 입력한 뒤 Add 버튼을 누르면 작업이 완료된다.

② Size

각인할 글자의 사이즈를 변경할 수 있다.

Anonymize

AVIEW database에서 Study를 선택한 뒤 마우스 우클릭 후 Anonymize를 좌클릭하면 실행된다. 해당 작업에 종료되면 또 다른 study가 database에 생성되지만 기존의 작업은 지워지지 않는다. Remove patient's sex, age and birth-date를 체크하면 관련된 모든 정보가 지워지게 되므로 주의해야 한다.

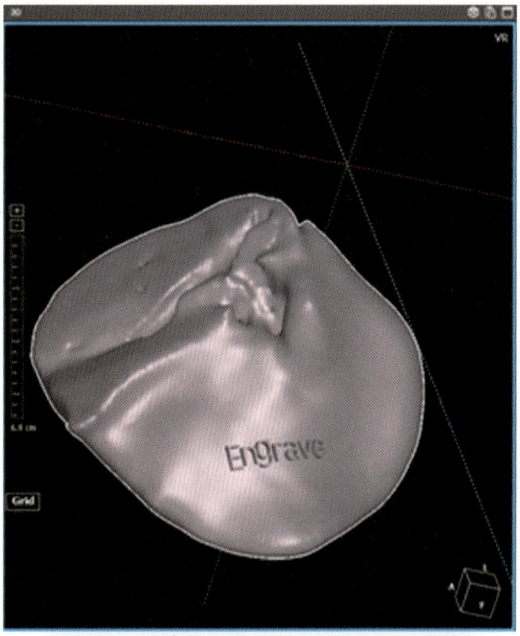

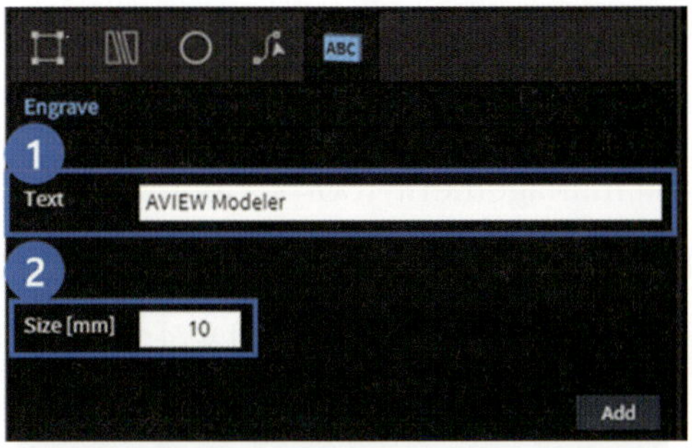

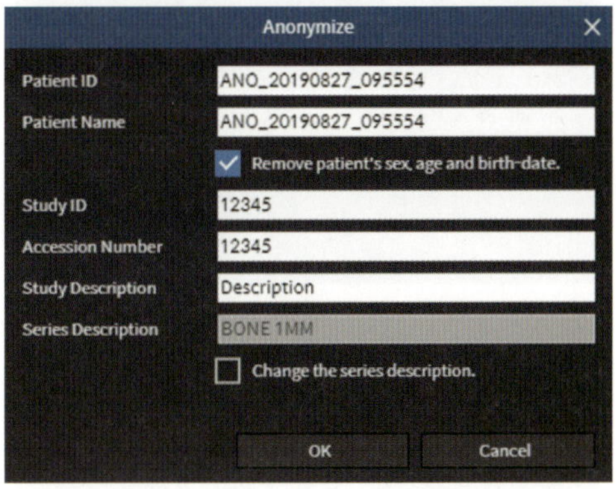

● AVIEW 사용 시나리오

기본 Workflow

Segmentation 순서

작업하고자 하는 DICOM 데이터를 선택하여 Modeler 페이지로 이동한 뒤, 원하는 부위를 세분화하여 Mask를 생성하면 된다. 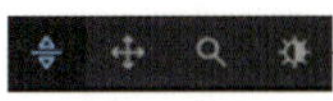를 이용하여 본인에게 맞는 작업 화면을 설정한 뒤 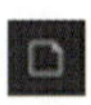 버튼을 눌러 Mask를 생성할 수 있다.

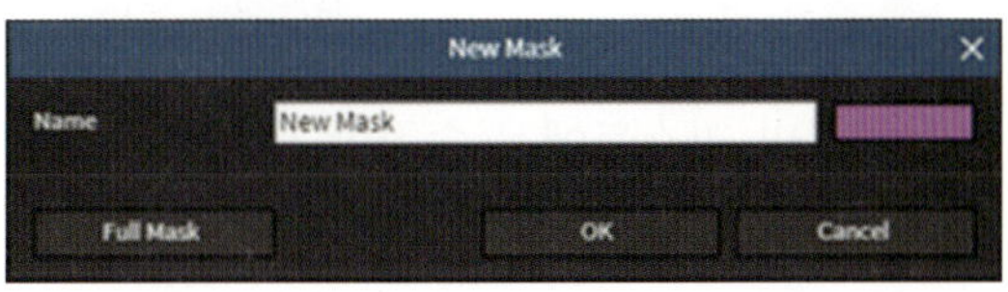

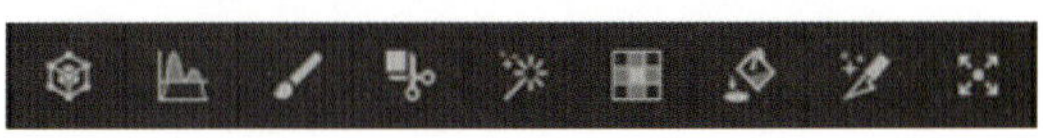

Editing Tool 기능을 이용하여 작업을 세분화할 수 있다.

Segmentation을 마친 Mask를 [icon] 혹은 [icon]을 이용하여 저장한다. 다만, Auto Save 작용 시 저장되는 파일들은 비정상 종료 시에만 불러올 수 있는 파일들이므로 주의해야 한다. Mask management tool의 Generate Model [Generate Model]을 선택한 뒤 나오는 Decimation Rate와 Smoothing Iters를 원하는 수치로 입력하면 된다. 혹은 [icon] 버튼을 누른 후 저장된 Mask를 이용하여 Model을 생성할 수도 있다.

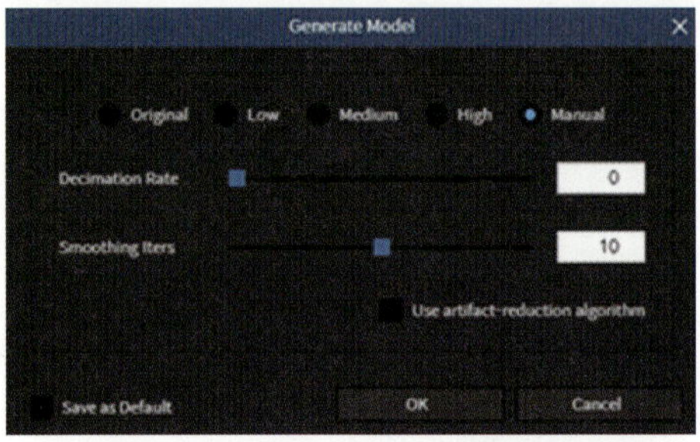

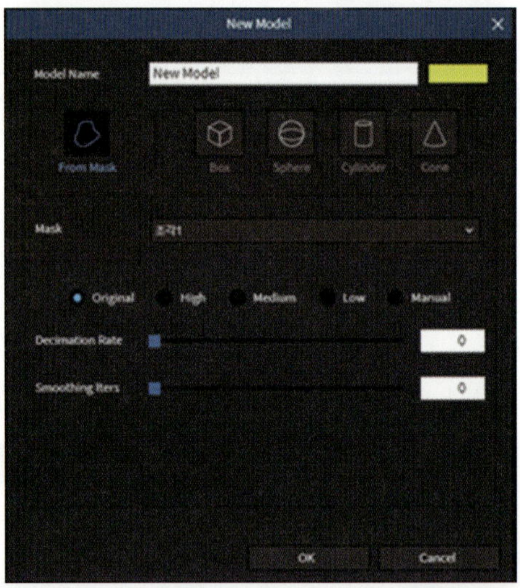

생성된 Model을 수정하려면 리스트에서 수정할 모델을 선택한 뒤 [Model Fix] 또는 [icon]를 사용할 수 있다.

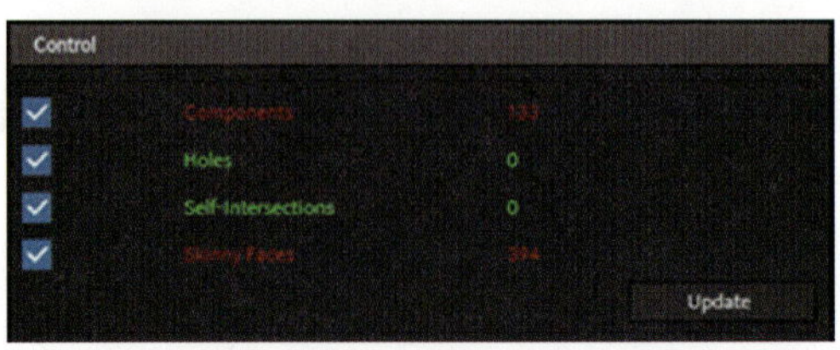

Auto Fixing의 원하는 옵션을 선택한 후, Auto Fixing을 클릭한다.

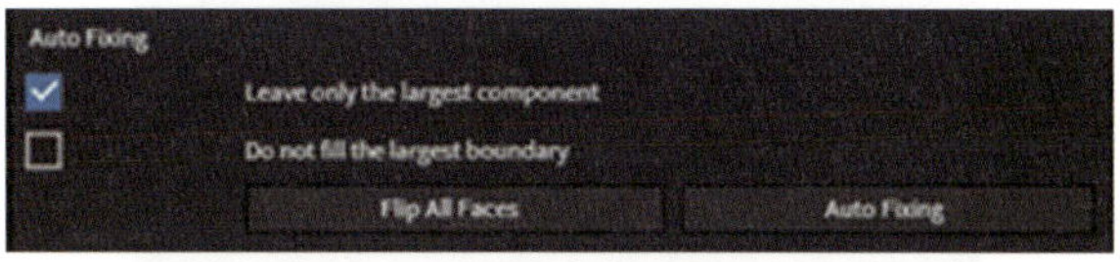

Auto Fixing으로 수정이 되지 않거나, 별도로 작업자가 원하는 수정 사항이 있을 경우에 Manual Fixing의 각 항목을 선택하여 수정한다.

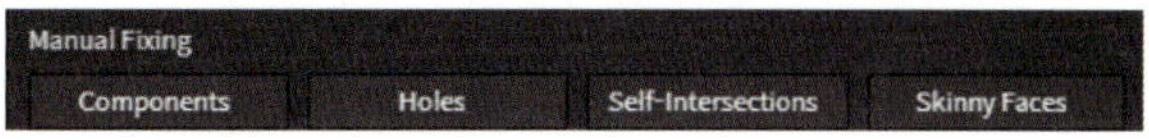

작업을 마친 Model을  혹은 을 이용하여 서버에 저장할 수 있으며, PC에 저장하고 싶다면 을 클릭하면 된다.

● 특정 파트에서 유용한 Workflow

정형외과용 간단 Modeling 순서

작업하고자 하는 해당 DICOM 데이터를 선택하여 Modeler 페이지로 이동한다.

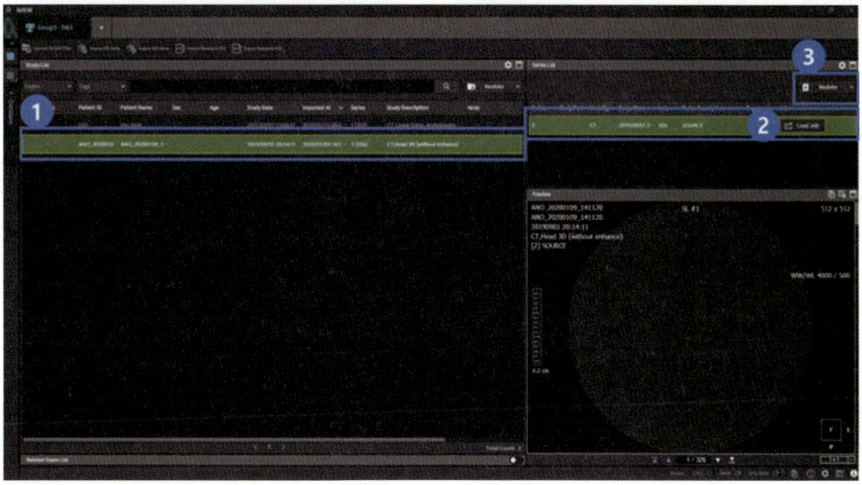

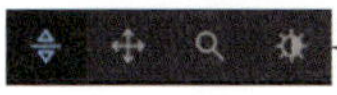를 이용하여 작업하기 편한 작업 화면을 설정한 뒤 ROI 기능을 이용하여 세분화할 영역을 정한 후 mask의 영역을 채우기 위해 Fill inside를 선택한다.

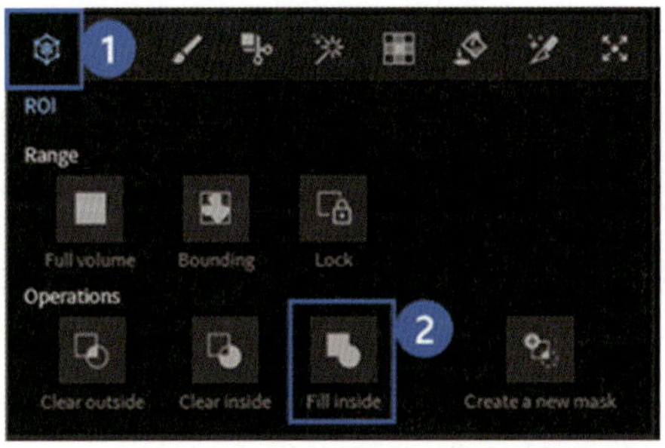

Thresholding 기능을 이용하여 HU값의 Min/Max값을 입력한 후, Apply 버튼을 클릭한다.

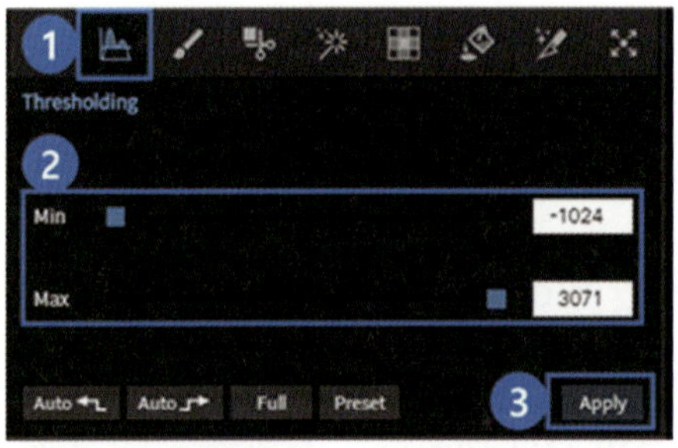

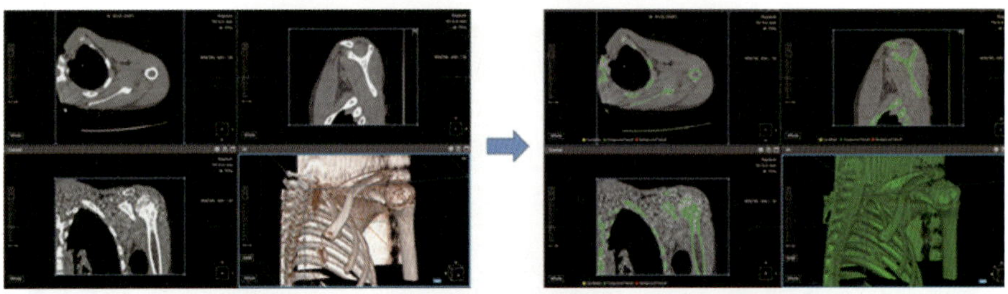

Editing Tool의 Pick 기능을 이용하여 세분화를 원하는 부분을 선택하여 이미지 확인 후 Apply 버튼을 누른다.

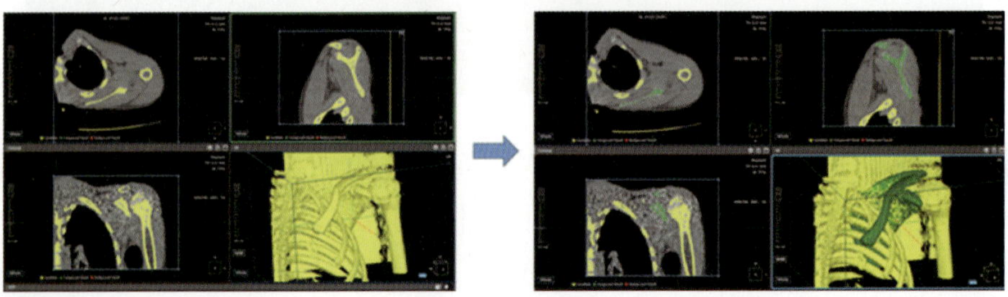

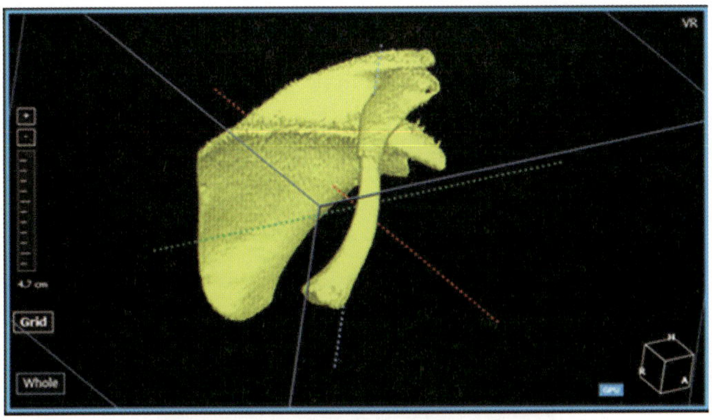

※ 하나의 Pixel이라도 연결이 되어있다면 Clavilea을 선택하였더라도 다른 Bone이 같이 선택될 수 있으므로 연결된 부분을 3D에서 Sculpt 또는 2D에서 Erase하고 다시 선택해야 원하는 영상을 얻을 수 있다.

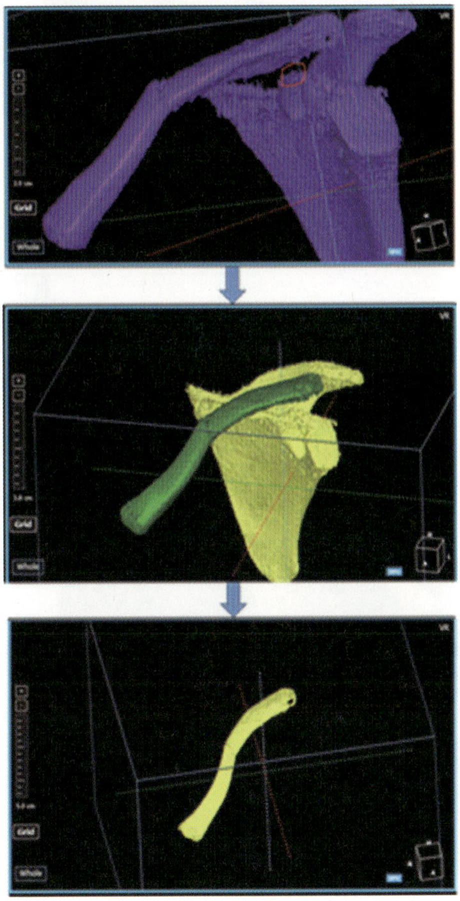

골절된 조각이 두 조각이기 때문에 미리 Duplicate 버튼을 이용하여 하나의 Mask를 복사하여 아래의 그림처럼 2개의 Mask를 만들어둬야 한다.

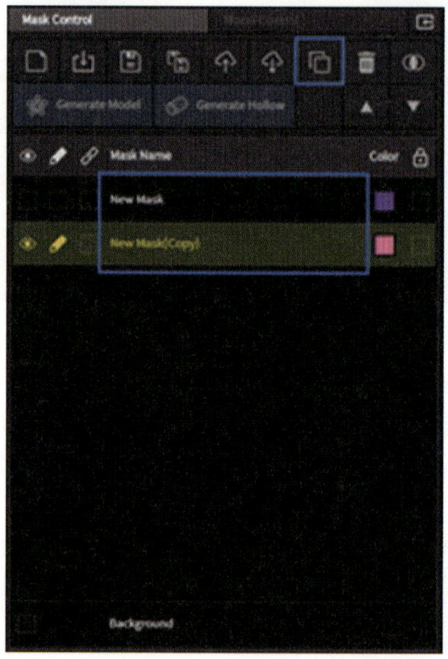

선택한 Bone의 골절 부분을 분할하기 위하여 3D 영상을 더 보기 쉬운 MIP 영상으로 바꾸어 준다.

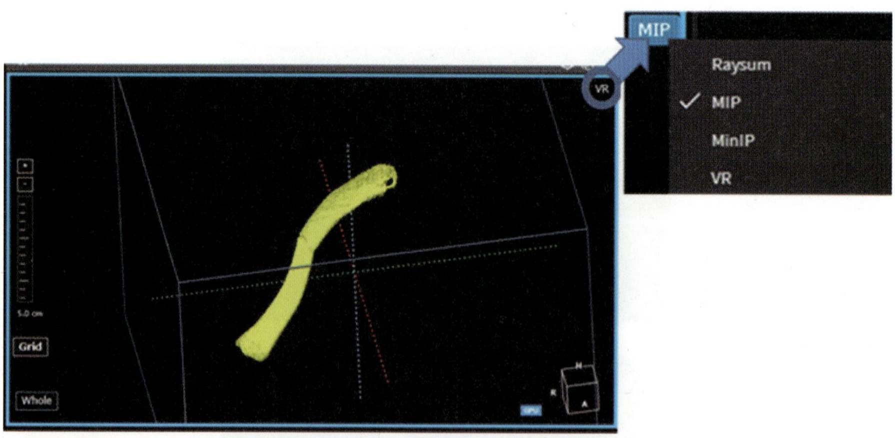

바뀐 영상에서 골절된 부분을 확인하기 위하여 WW/WL값을 적절하게 조절한다.

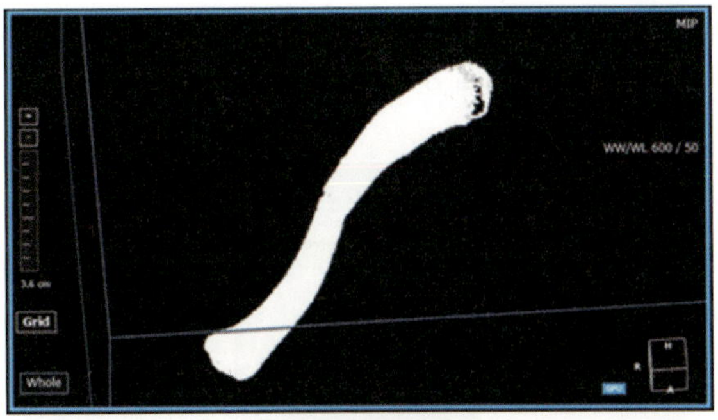

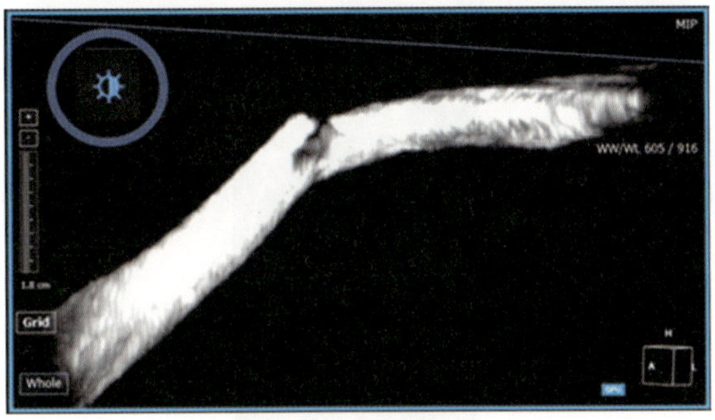

골절이 된 부분을 확인한 후 Bone을 분할하기 위해 골절된 Line을 따라 3D 영상에서 Sculpt 한다.

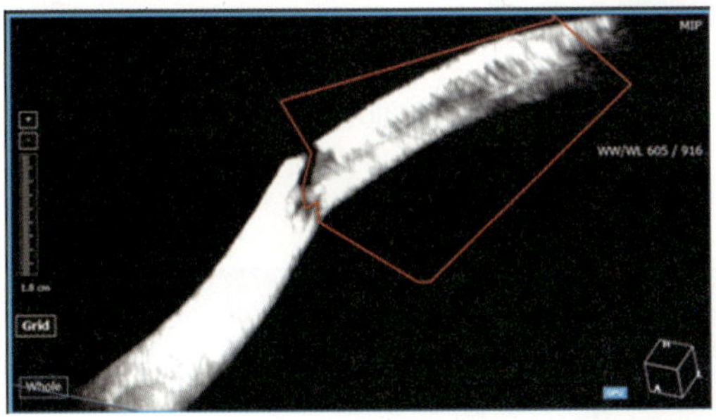

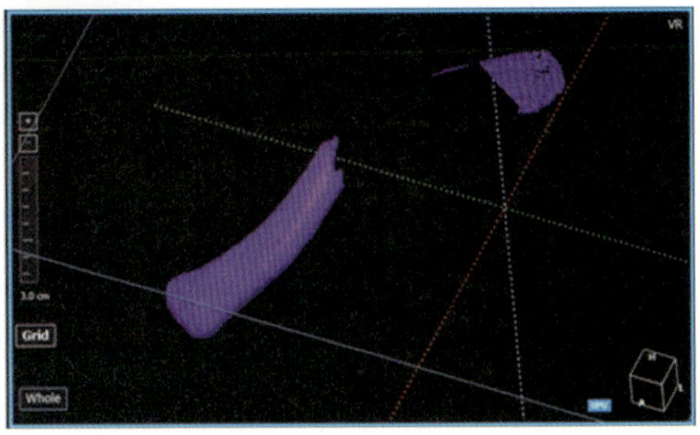

절단 부위를 정밀하게 다듬기 위해 2D 영상을 보며 필요한 부분은 Brush의 Draw로 그려 추가해주고, 필요 없는 부분은 Erase로 지운다.

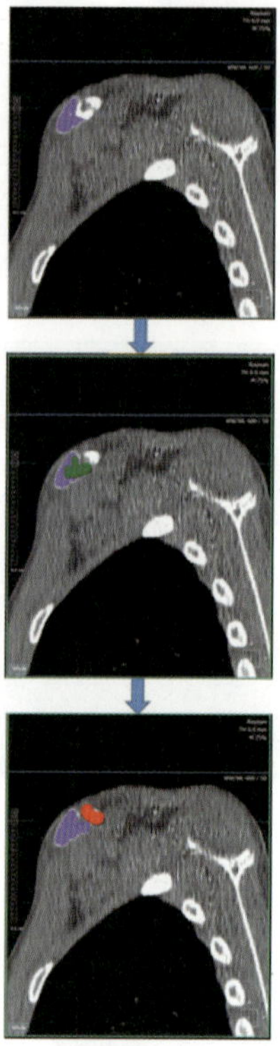

다듬기가 끝난 후, 두개의 부러진 조각을 구별하기 위해서 한 개의 조각의 이름을 지정해야 한다.

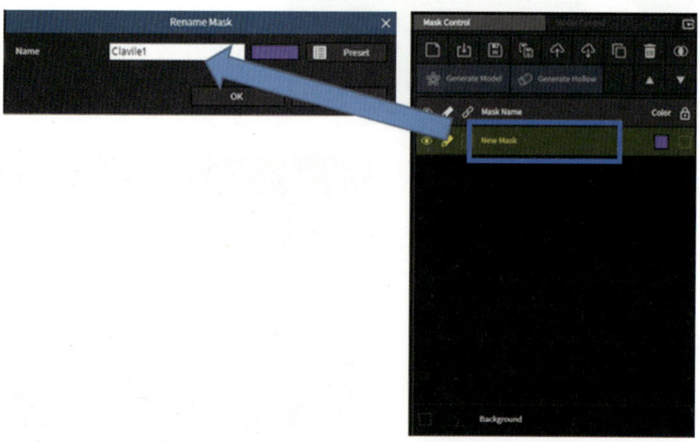

전체 Bone에서 세분화한 기존 Clavicle1 조각을 빼기 위해 Boolean Operation의 Subtraction을 이용한다. 이때 1stOperand는 Subtraction이 적용될 경우 복사해둔 Clavicle2를 선택해주고, Operands는 Subtraction의 도구로 사용할 Clavicle1을 선택하여 적용해준다. Target은 기존의 Clavicle2 Mask에 적용시킬 것이므로 사진과 같이 체크한 뒤 작업을 마치면 된다.

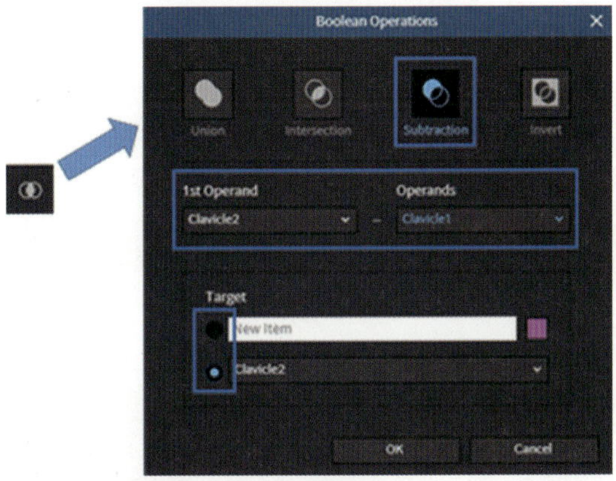

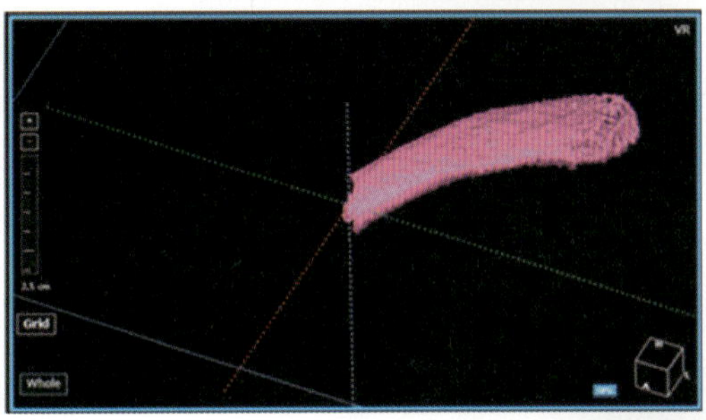

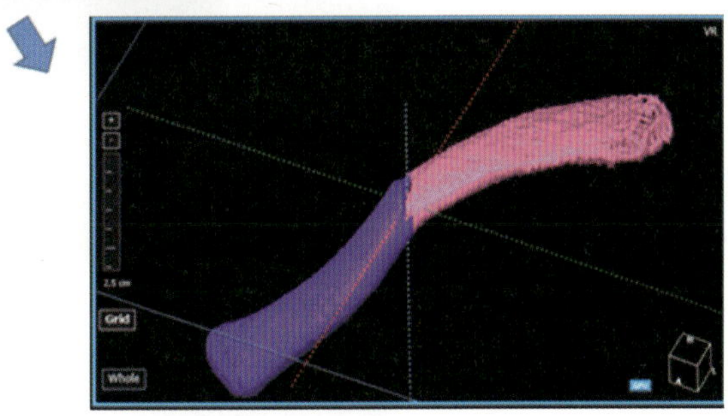

Mask 작업을 끝낸 후, Generate Model 버튼을 이용해 Model을 생성할 수 있다. 이때, Decimation Rate값과 Smoothing Iters값은 필요한 만큼 주면 된다.

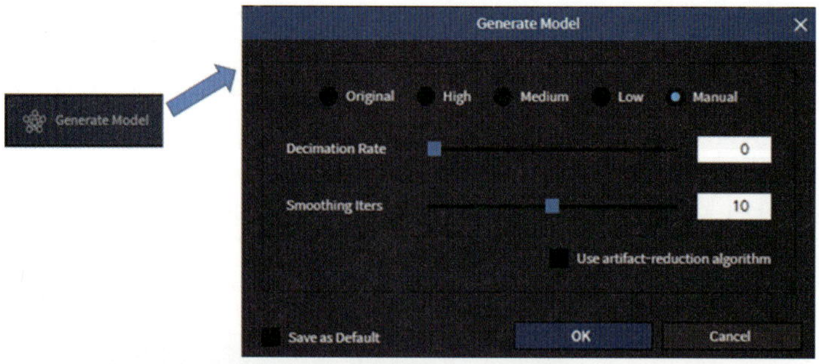

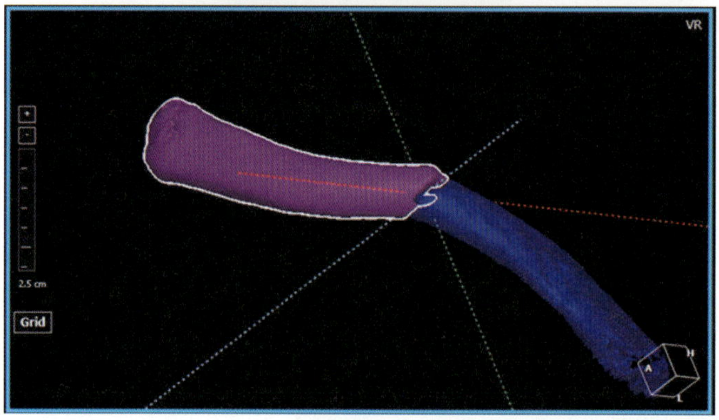

생성된 Model 확인 후 Model Fix버튼 또는 Model 이름 옆 스패너 모양을 클릭한 뒤 3D 프린팅이 가능하게 Auto Fixing을 진행하여 생성된 Model을 수정한다.

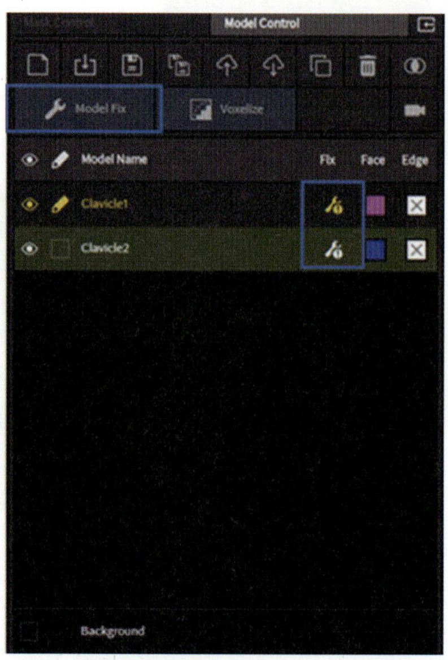

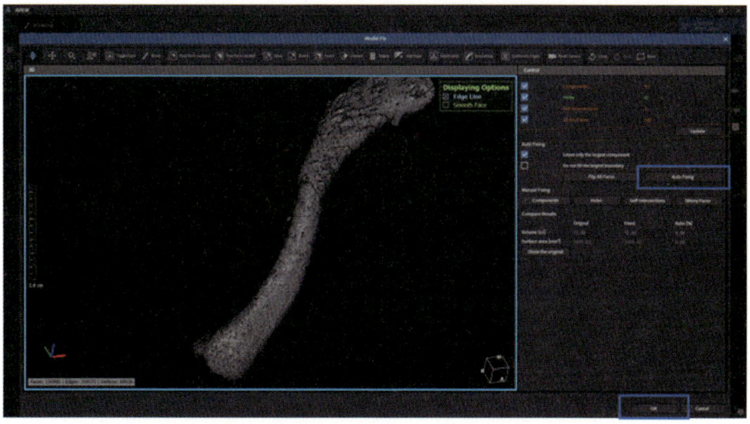

Fixing이 끝난 최종 Model을 STL 파일로 다운로드 받는다.

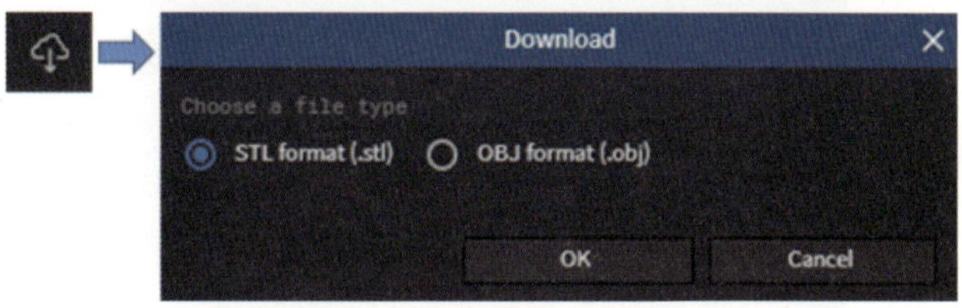

Angle Reduction Guide 제작

작업하고자 하는 해당 DICOM 데이터를 선택하여 Modeler 페이지로 이동한다.

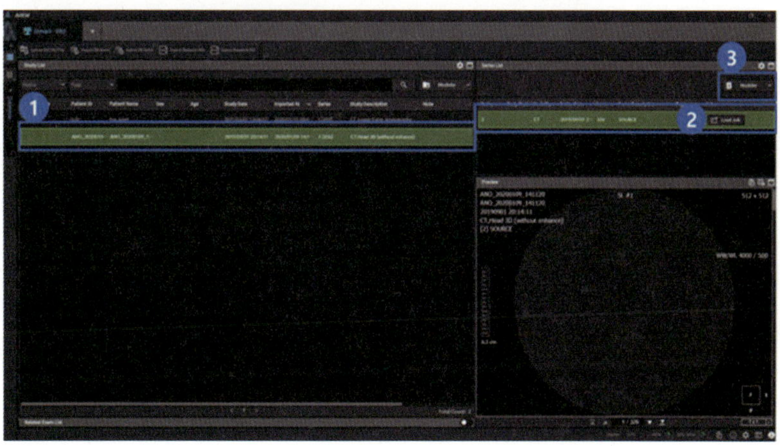

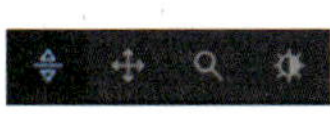를 이용하여 작업하기 편한 작업 화면을 설정한 뒤 ROI 기능을 이용하여 세분화할 영역을 정한 후 mask의 영역을 채우기 위해 Fill inside를 선택한다.

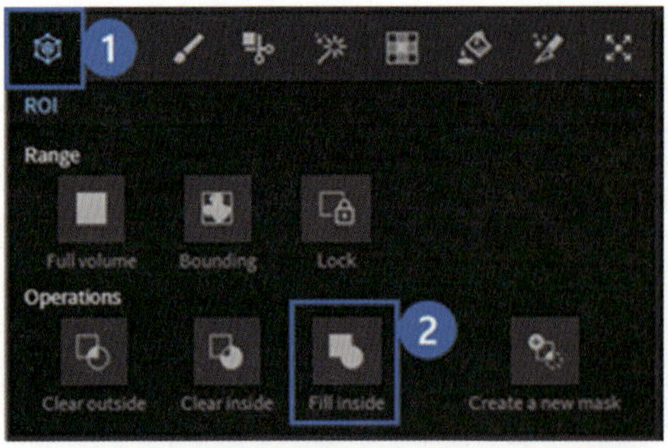

Thresholding 기능을 이용하여 HU값의 Min/Max값을 입력한 후, Apply 버튼을 클릭한다.

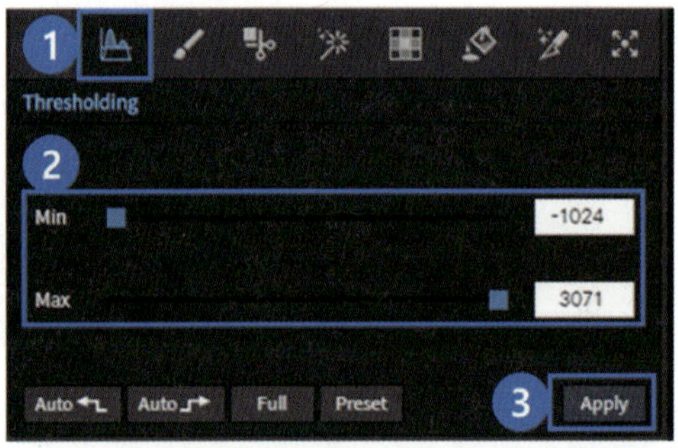

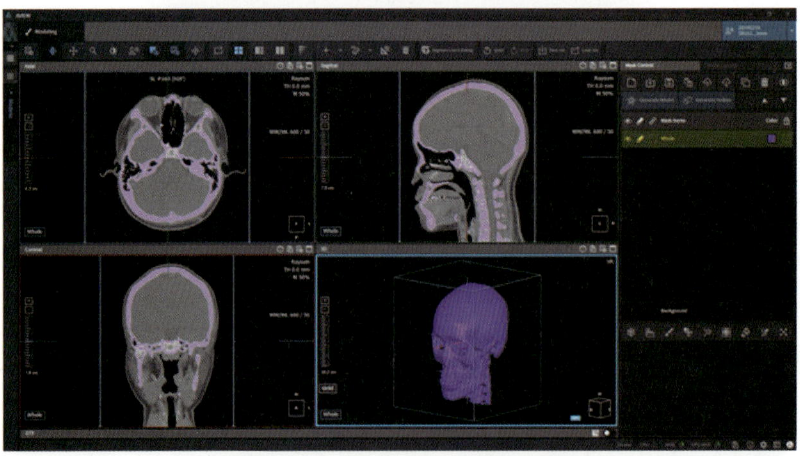

Magic-cut 기능을 이용하여 남길 부분은 초록색으로, 지울 부분은 빨간색으로 그린다. (Include시에 마우스 좌클릭은 초록색 Draw, 마우스 우클릭은 빨간색 Erase) Magic-cut 작업이 끝난 뒤 화면을 MIP 영상으로 바꾸어 Sculpt 기능으로 다듬어 준다.

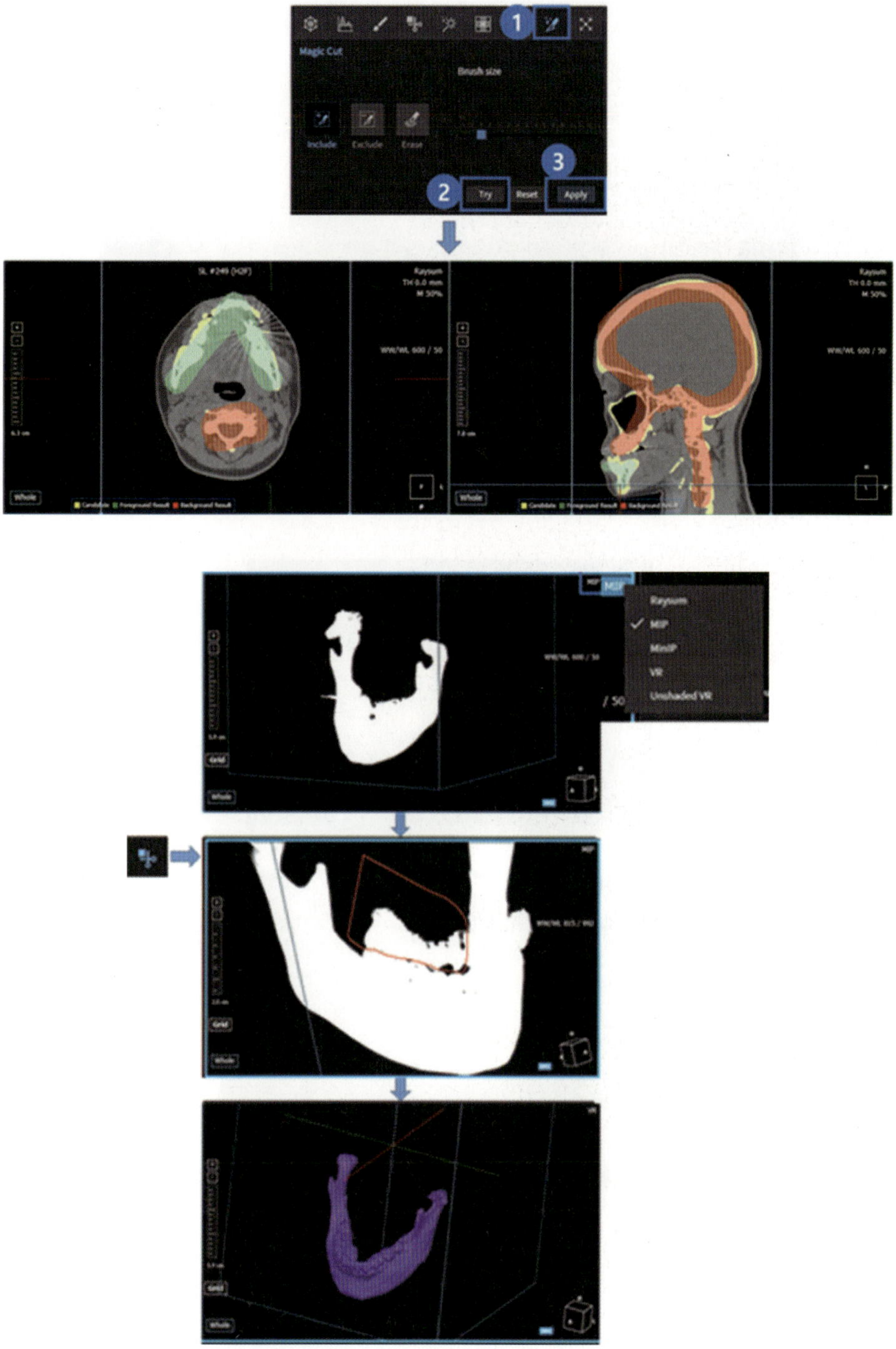

세분화 진행된 Mandible을 바탕으로 의사의 Confirm과 절제라인을 확인받는다.

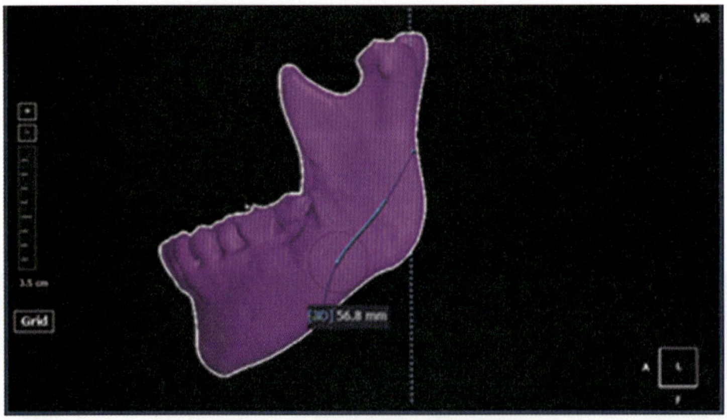

Morphological Operators의 Dilation을 이용해 확인받은 Mandible의 Mask를 원하는 만큼 확장시켜 준다.

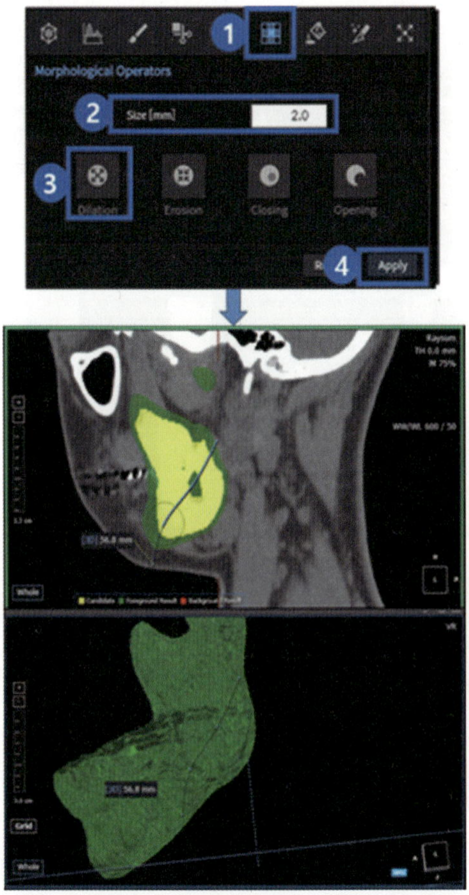

의사의 절제라인에 따라 Sculpt를 이용해 라인을 따라 절제한다.

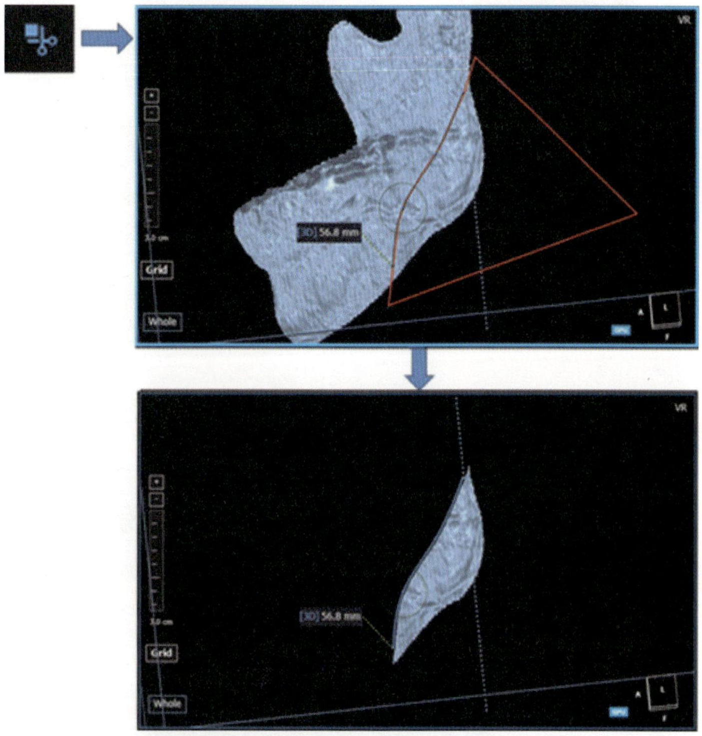

Generate Model에서 기존의 Mandible과 절제한 Mandible에 Decimation Rate 값과 Smoothing Iters값을 주어 원하는 모양의 Model을 생성한다.

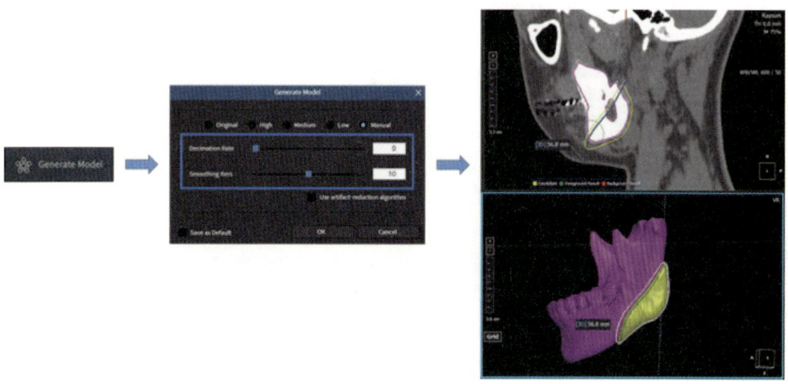

Boolean Opreation를 삭제하기 위해서 Model Fix를 진행하여 생성된 Model을 Fixing한다.

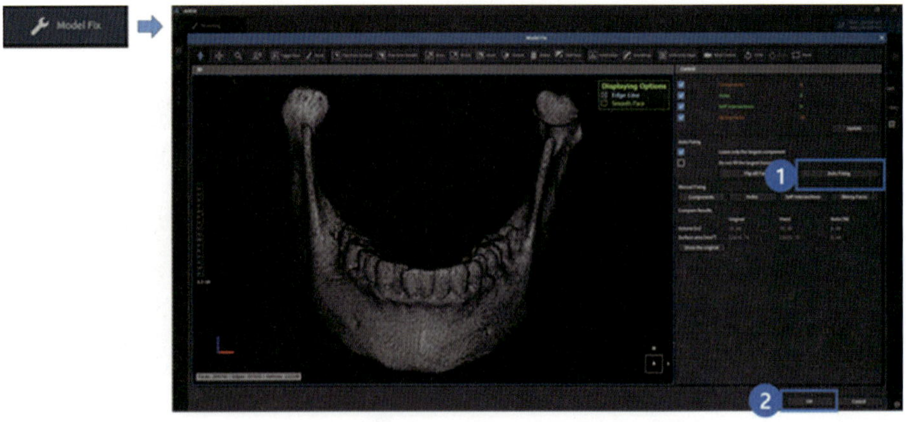

Boolean Operation의 Subtraction을 통해 Guide에서 기존 Mandible을 빼준다.

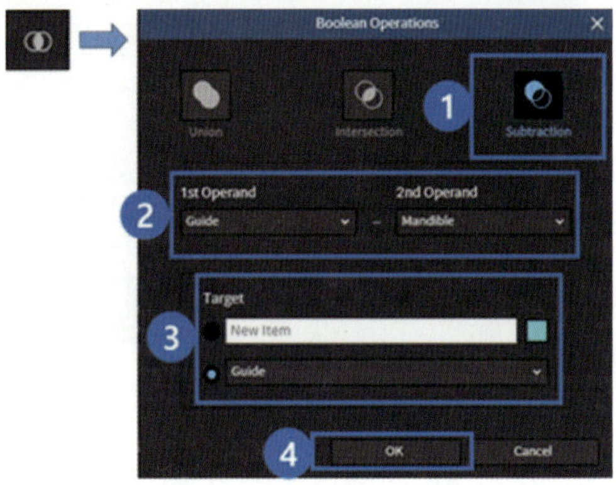

생성된 Model의 Fixing을 진행하고, 투명도를 바꿔가며 생성된 Model을 확인한다.

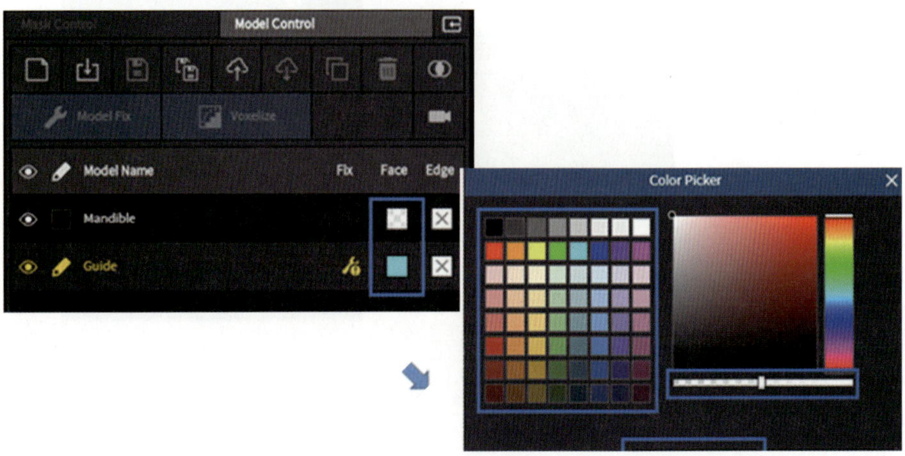

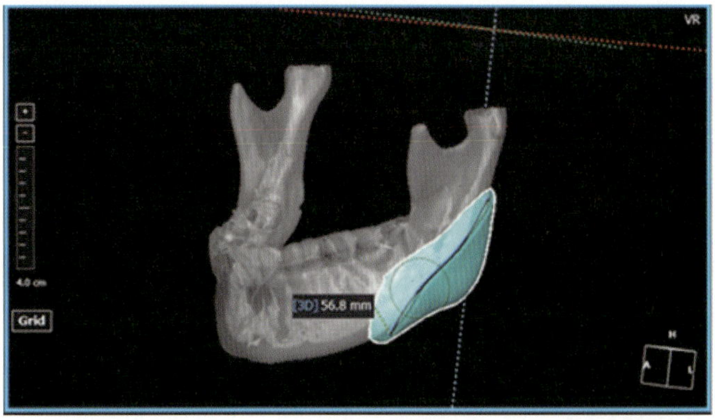

Guide의 모양대로 Split을 따라 절제하여 준 후 Model이 알맞게 나왔나 확인한다.

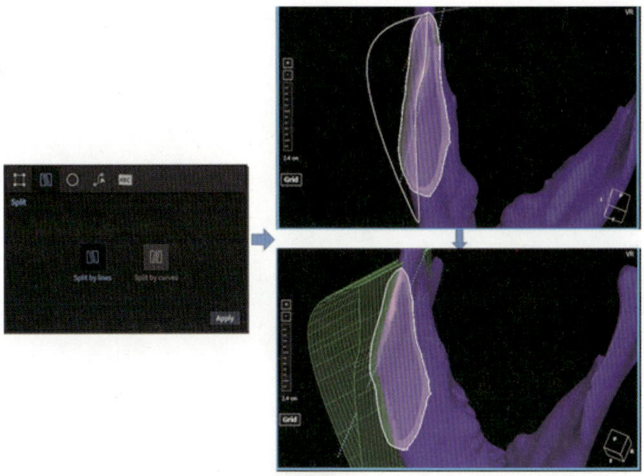

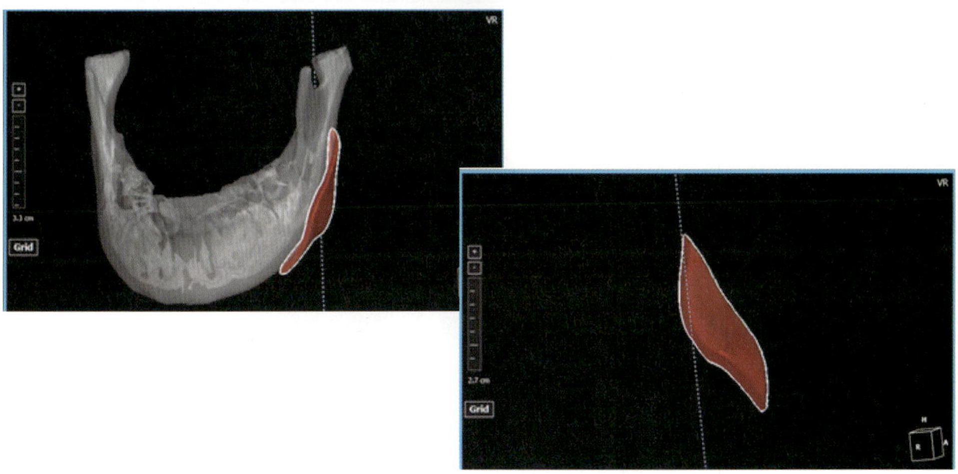

생성된 Model을 확인한 후, Download to Client 버튼을 클릭하여 STL 파일로 다운받는다.

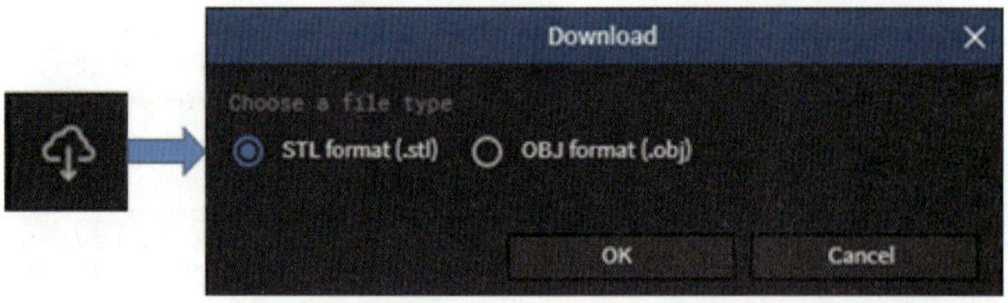

Liver Segmentation

작업하고자 하는 해당 DICOM 데이터를 선택하여 Modeler 페이지로 이동한다.

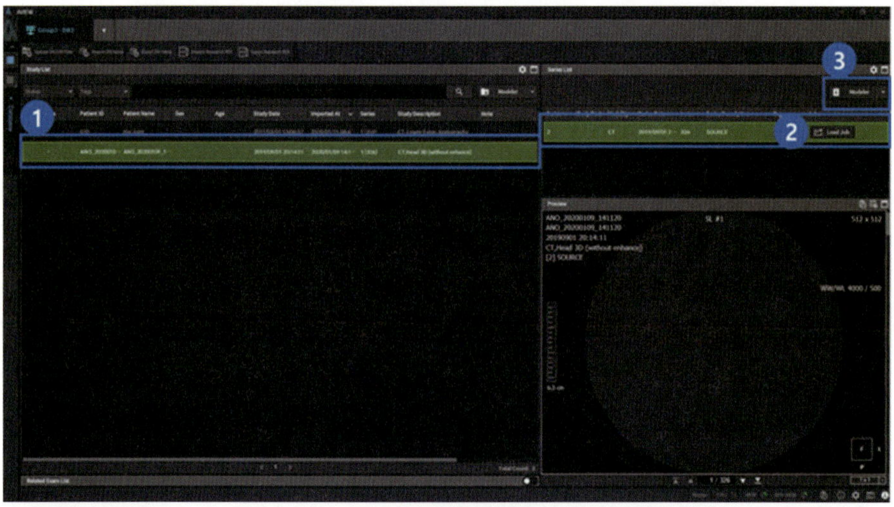

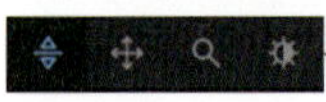를 이용하여 작업하기 편한 작업 화면을 설정한 뒤 ROI 기능을 이용하여 세분화할 영역을 정한 후 mask의 영역을 채우기 위해 Fill inside를 클릭한다.

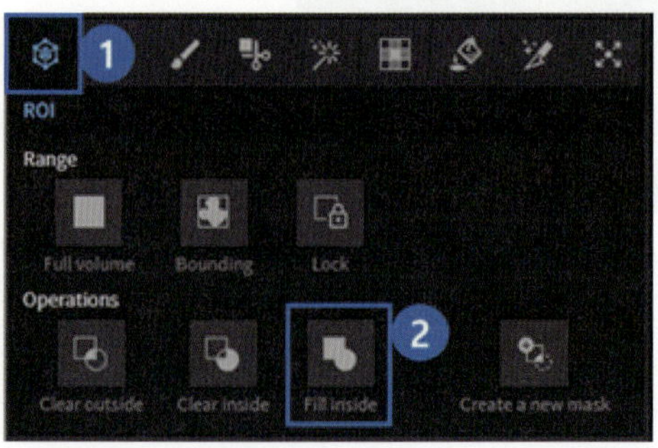

Thresholding 기능을 이용하여 HU값의 Min/Max값을 입력한 후, Apply 버튼을 클릭한다.

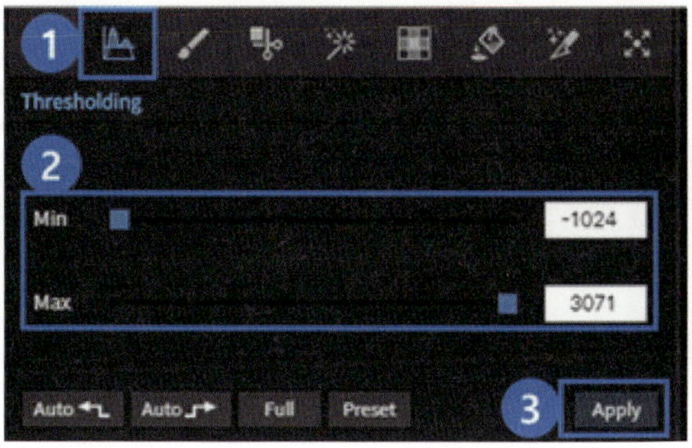

Magic Cut 기능을 이용하여 Liver의 실질부분에 드래그(마우스 좌클릭 초록색), 나머지 제거할 부분을 지워준다(마우스 우클릭 빨간색).

※ 드래그 작업을 한 뒤 Try 버튼을 누르면 드래그가 적용되어 작업을 미리보기 할 수 있다. Try와 Reset을 통해 결과물을 확인한 후, 최종적으로 Apply를 해야 VR화면상에 최종 결과물이 도출된다.

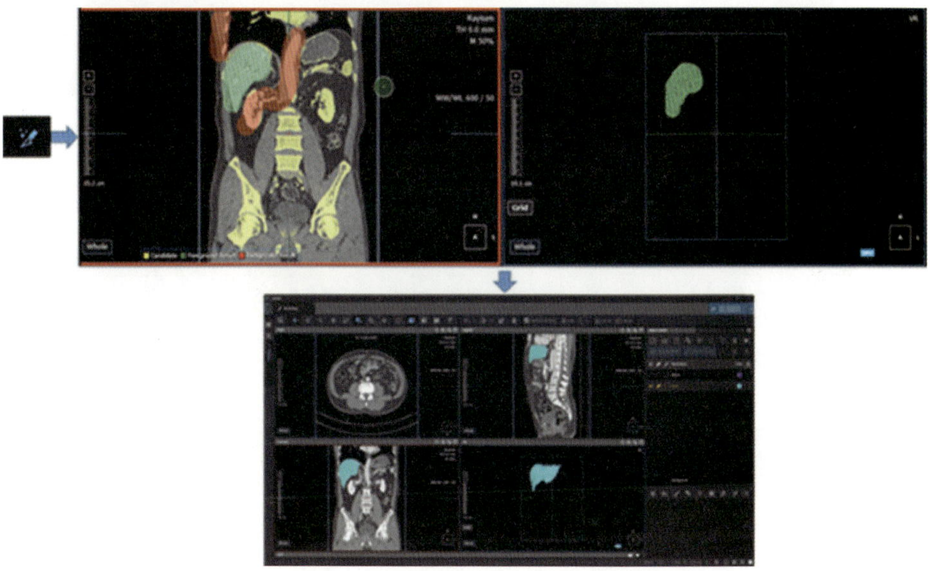

Region Grow의 기능을 이용해 혈관(Portal Vein, Hepatic Vein, Hepatic Artery, Bile duct 등)을 하나씩 세분화한다. Width [HU]값을 조절하여 Preview를 확인하고 최종적으로 Apply를 눌러 적용시킨다.

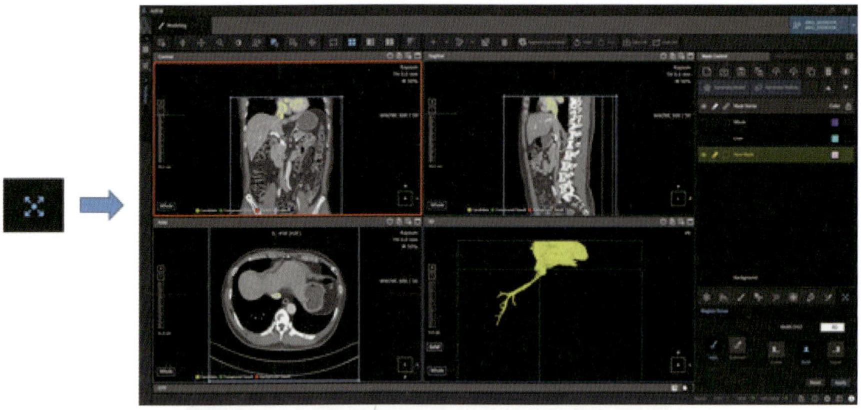

Region Grow를 이용하여 혈관세분화를 진행할 때, 혈관이 다 같이 선택이 되는 경우에는 드래그를 이용하여 혈관의 큰 가지를 먼저 그려주면 작업이 편해진다.

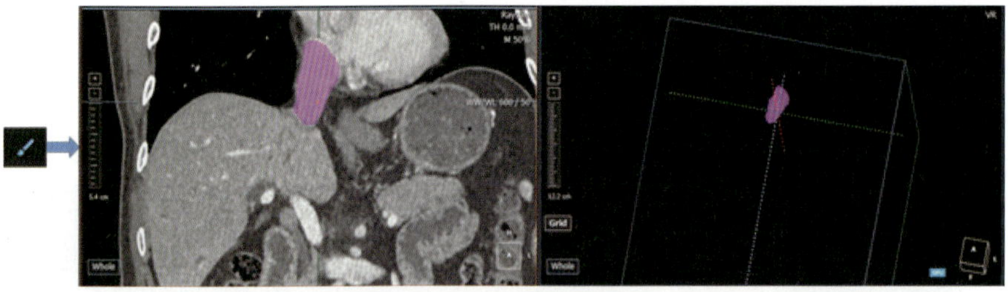

혈관의 큰 가지들을 세분화한 후, Region Grow를 이용하여 혈관의 끊어진 말단 부분들을 클릭하며 혈관을 이어 세분화한다.

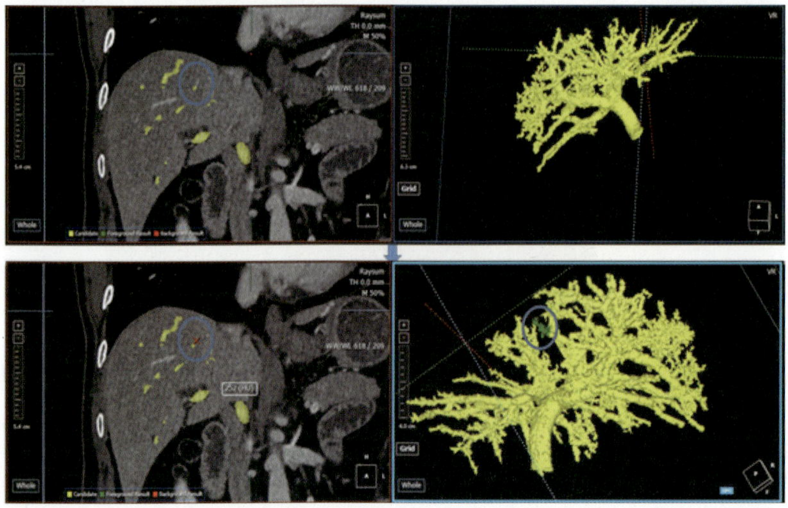

Region Grow를 이용하여 혈관을 세분화한 후, Morphological Operator의 Closing을 통해 Mask의 빈 부분을 채운다.

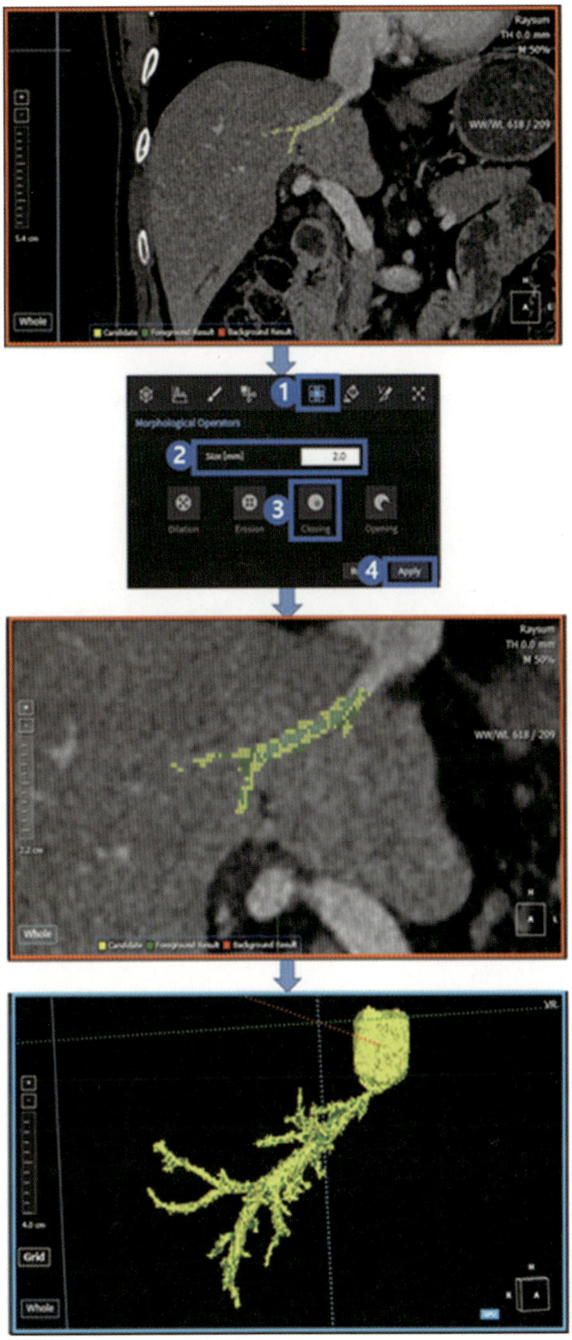

Mask 세분화를 완료한 후, Generate Model을 이용하여 Model File로 생성한다.

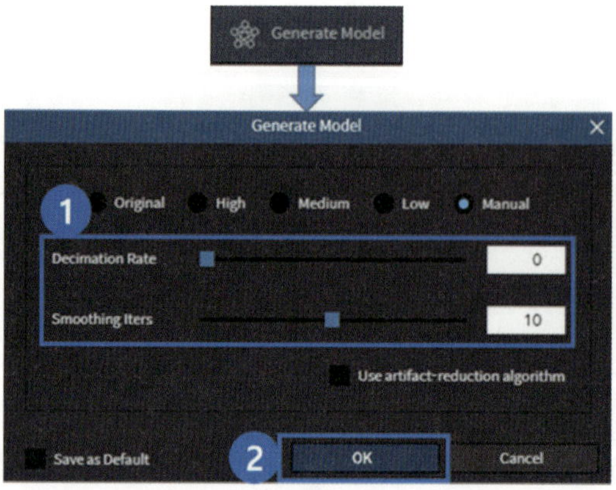

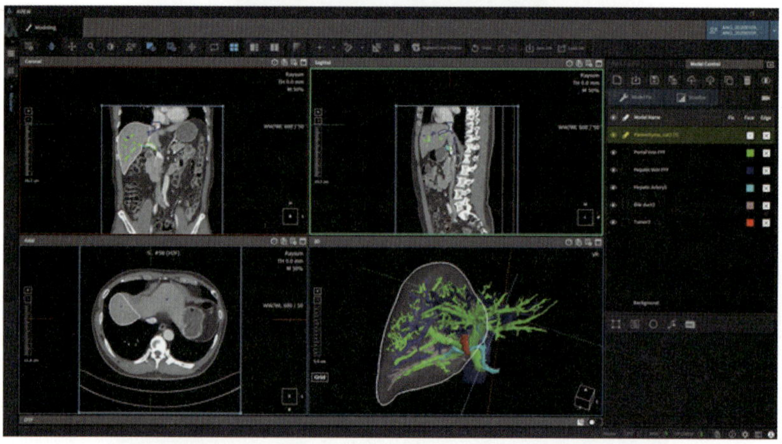

생성된 Model을 보고 Fixing이 필요한 부분은 Model 이름 옆의 스패너 모양 아이콘 또는 Model Fix 버튼으로 수정해준다.

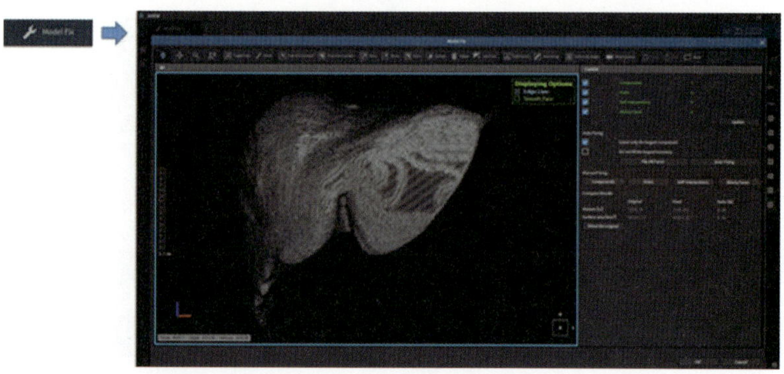

생성된 Model을 확인한 후, Download to Client 버튼을 클릭하여 STL 파일로 다운받는다.

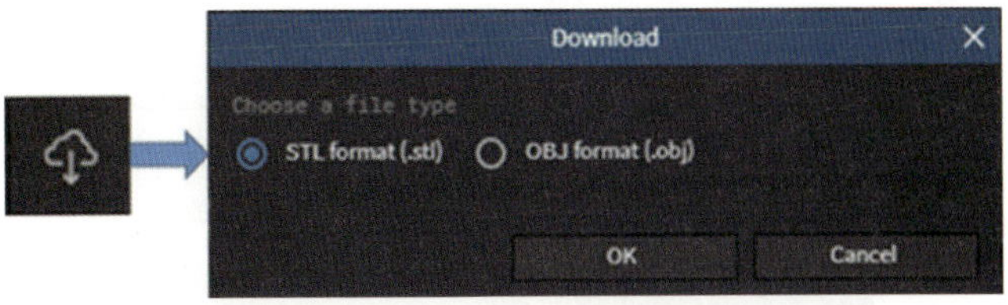

Pelvis

작업하고자 하는 해당 DICOM 데이터를 선택하여 Modeler 페이지로 이동한다.

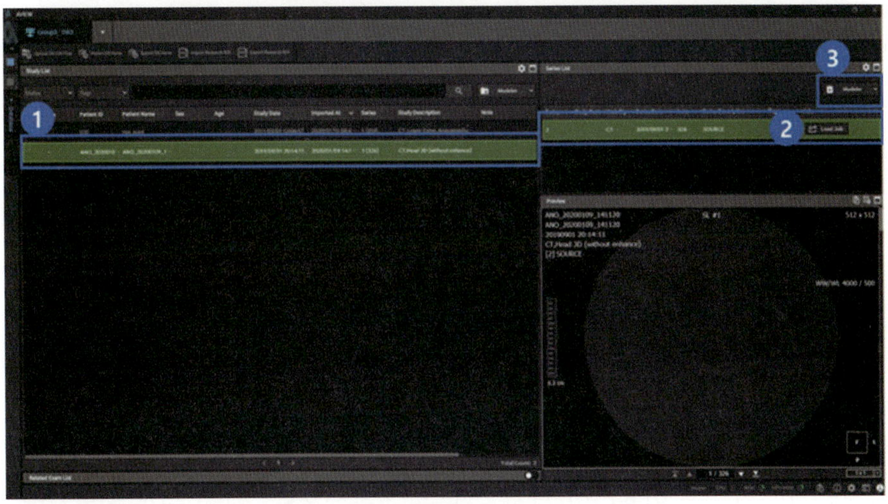

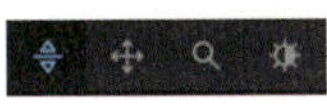를 이용하여 작업하기 편한 작업 화면을 설정한 뒤 ROI 기능을 이용하여 세분화할 영역을 정한 후 mask의 영역을 채우기 위해 Fill inside를 선택한다.

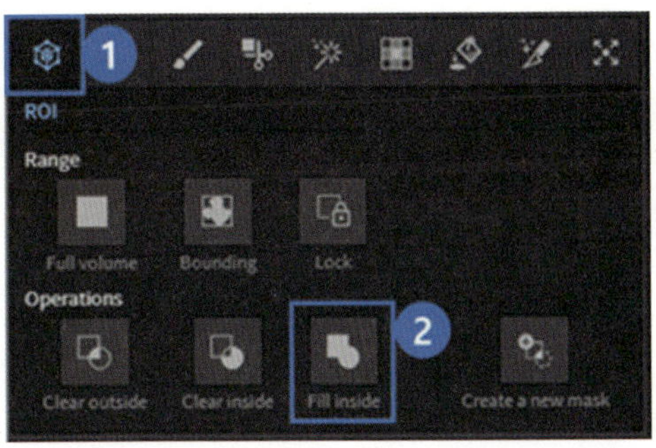

Thresholding 기능을 이용하여 HU값의 Min/Max값을 입력한 후, Apply 버튼을 클릭한다.

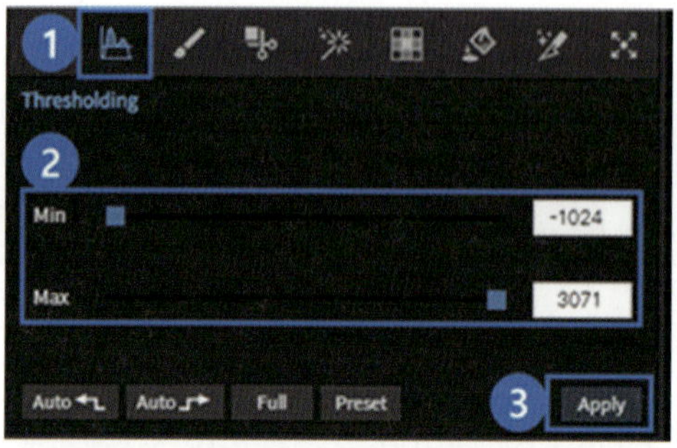

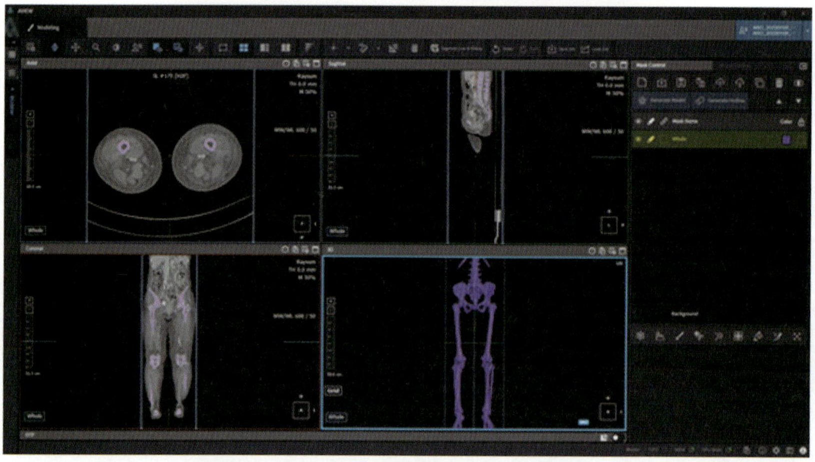

Magic-cut 기능을 이용하여 남길 부분은 초록색으로, 지울 부분은 빨간색으로 그린다. (Include 시에 마우스 좌클릭은 초록색 Draw, 마우스 우클릭은 빨간색 Erase).

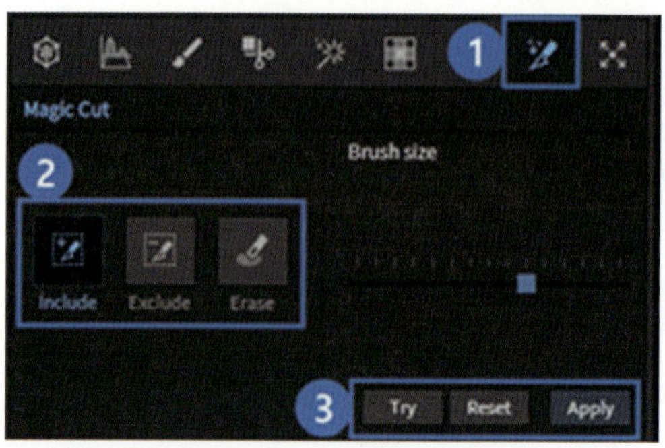

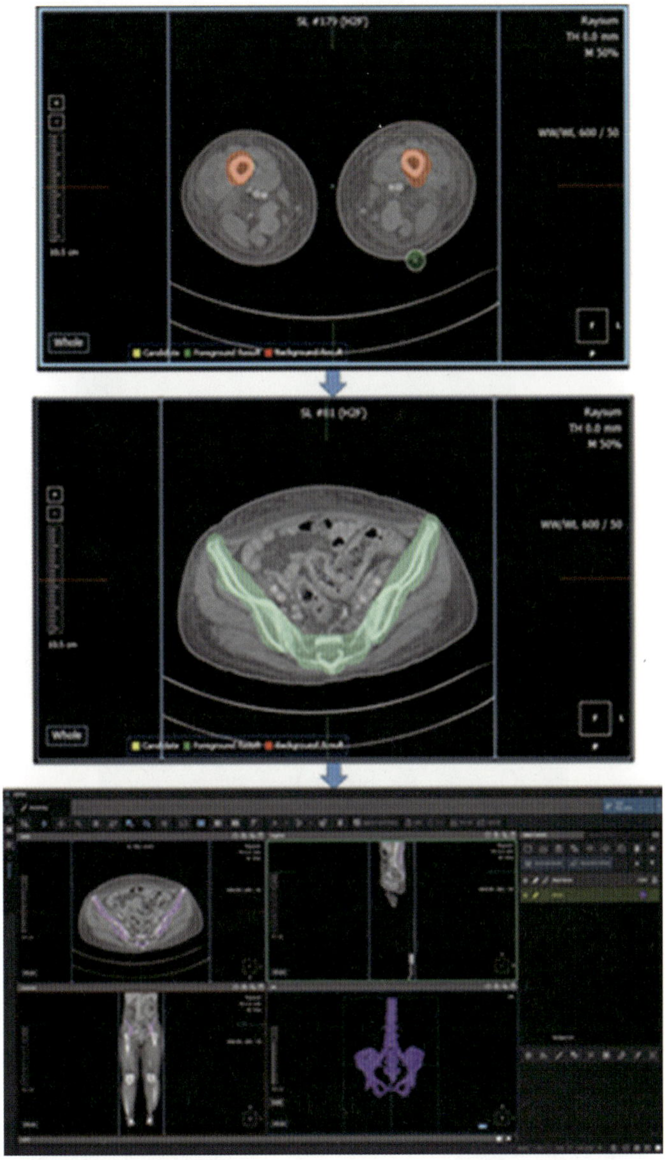

Sculpt를 이용하여 허리뼈를 잘라준 후, 1번과 같이 Pick을 이용하여 Pelvis를 클릭하고 2번 Apply를 누른다.

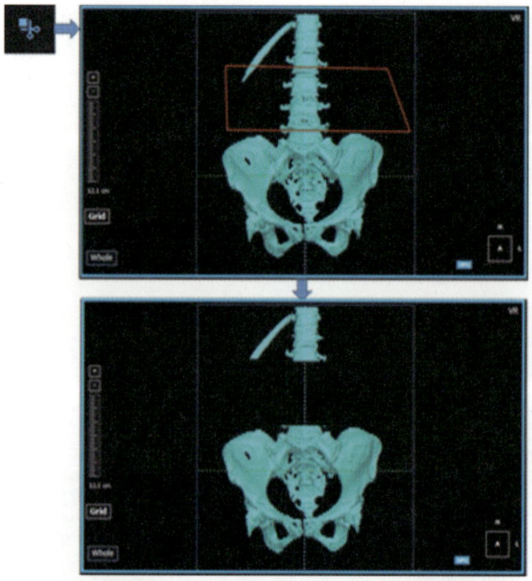

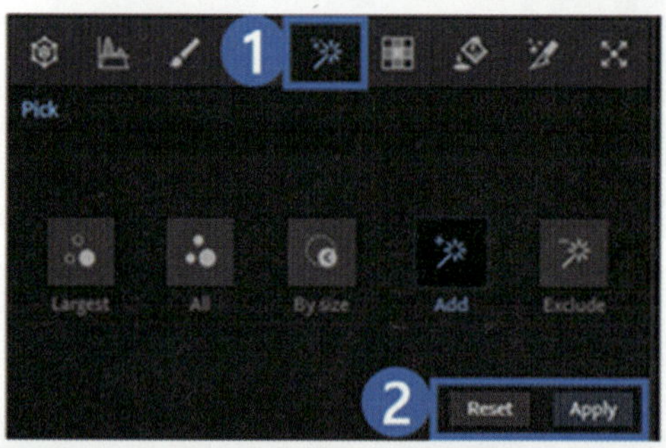

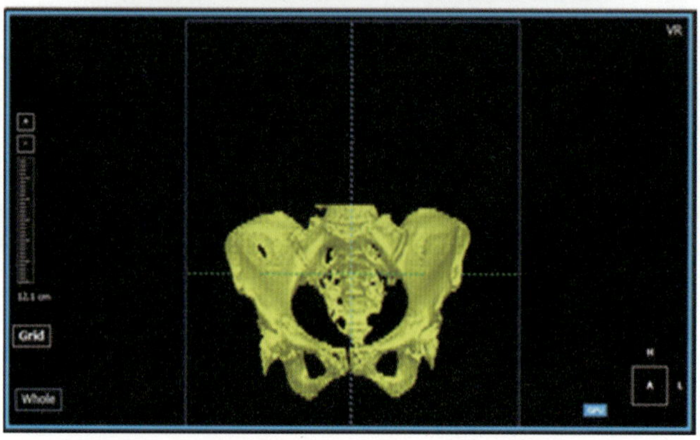

1번과 같이 Draw 기능을 이용하여 영상을 다듬을 수 있는데, 2번에서 Add 선택 후 다듬을 시 추가 혹은 삭제가 가능하다. (추가하고 싶은 부분은 마우스 좌클릭으

로 초록색으로 표현, 지울 부분은 마우스 우클릭으로 빨간색으로 표현.)

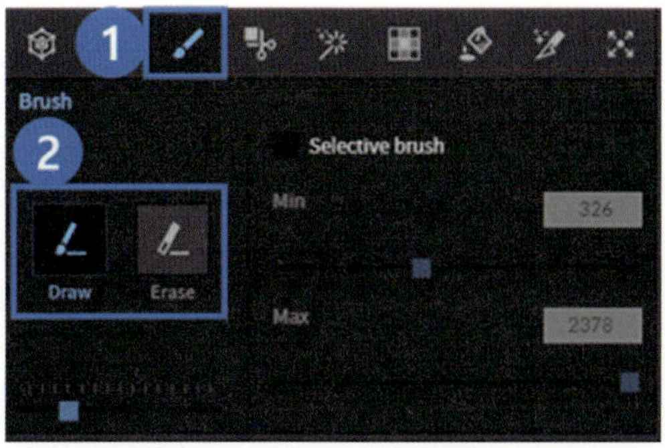

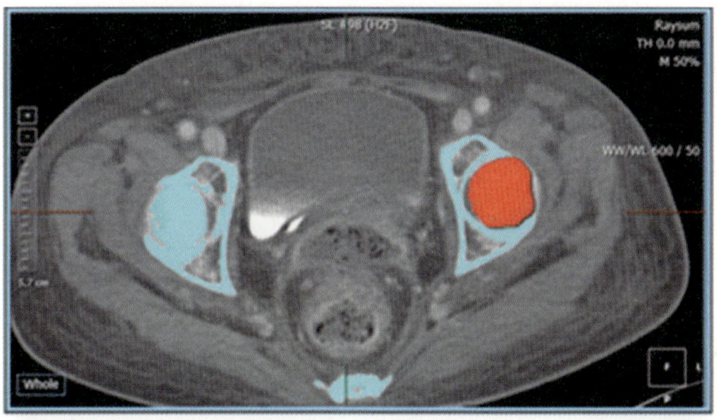

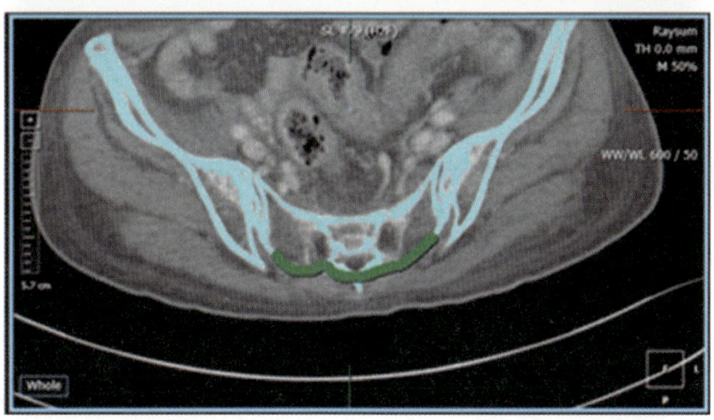

Generate Model을 이용하여 완성한 Mask 파일을 Model File로 만든다.

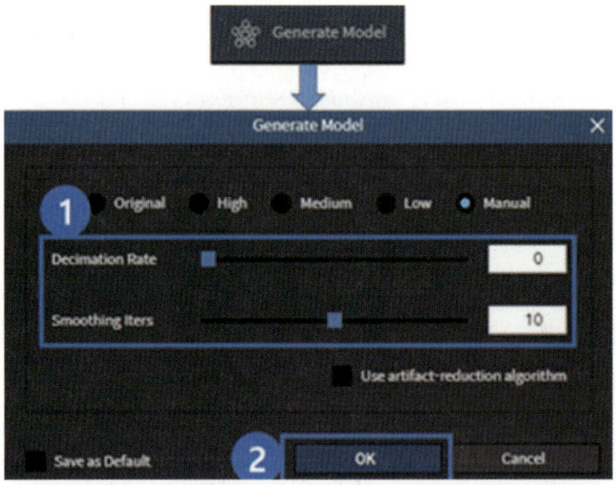

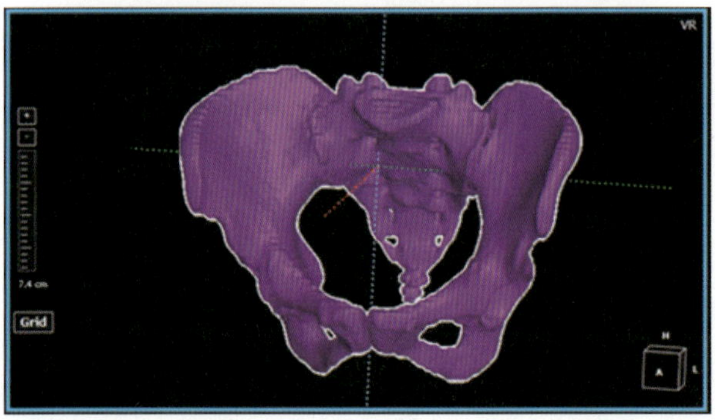

Model Fix버튼 또는 Model List의 스패너 모양 버튼을 눌러 Fixing한다.

최종 Model을 확인한 후, Download to Client 버튼을 클릭하여 STL 파일로 다운받는다.

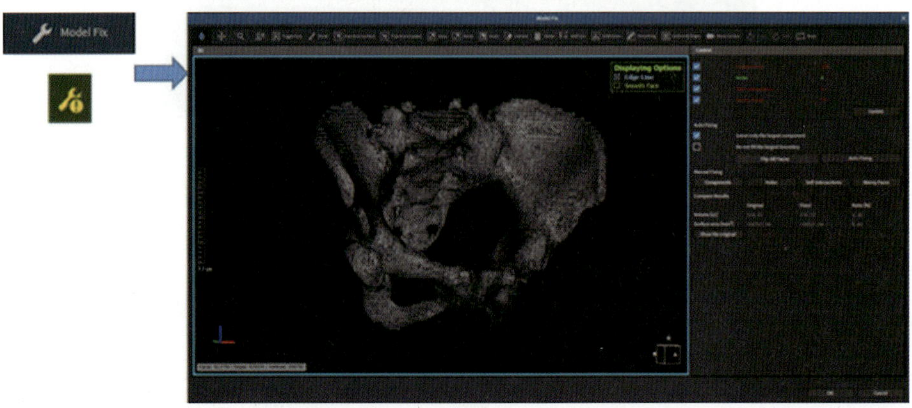

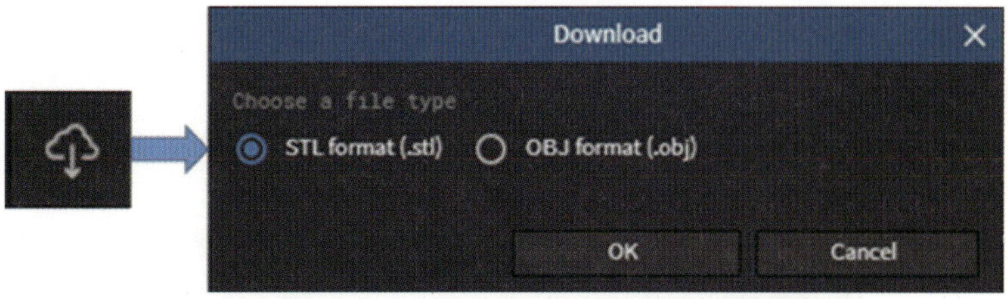

Patella

원하는 Patella 영역을 Pick 기능을 이용하여 남긴다.

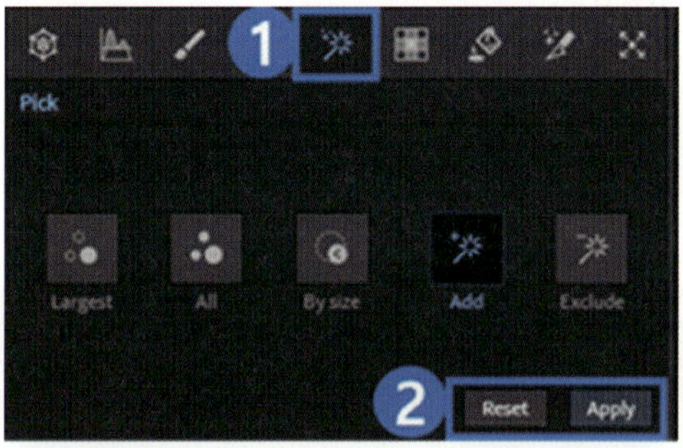

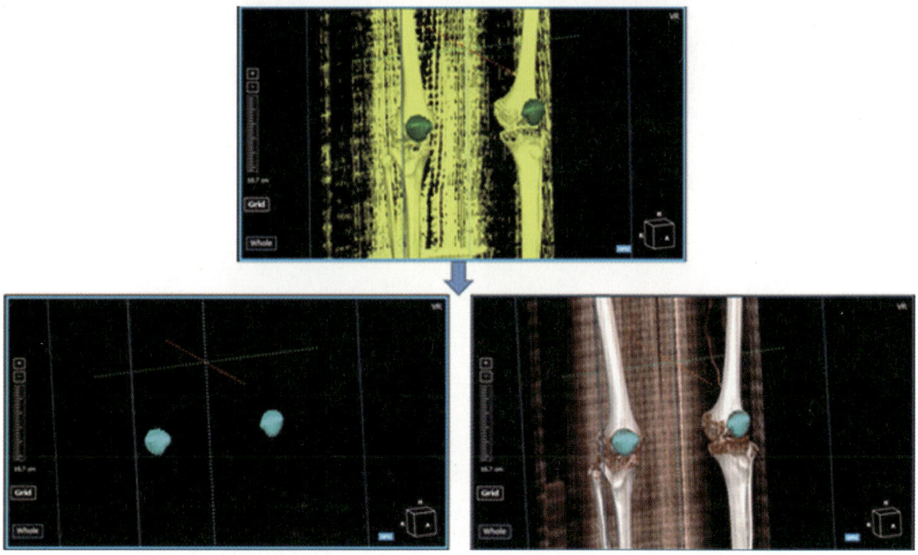

Pick 기능을 이용하여 Patella만 분할이 되지 않을 때는 먼저 Sculpt를 이용하여 다듬어준 후에 Pick 기능을 사용한다.

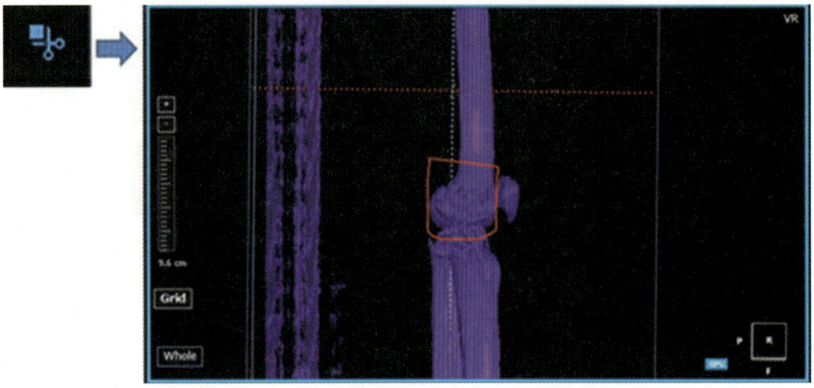

Generate Model을 이용하여 완성한 Mask 파일을 Model File로 만든다.

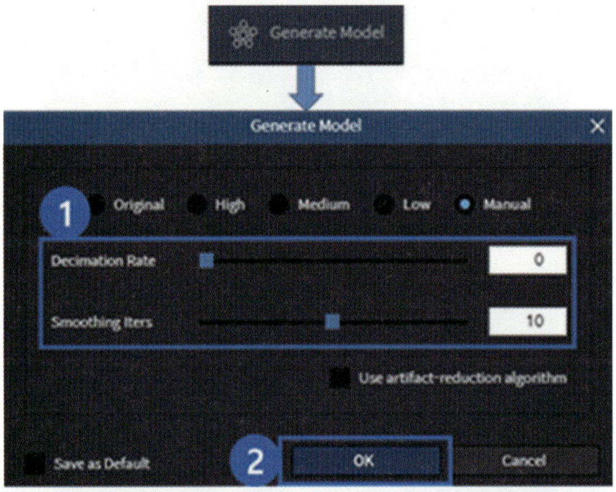

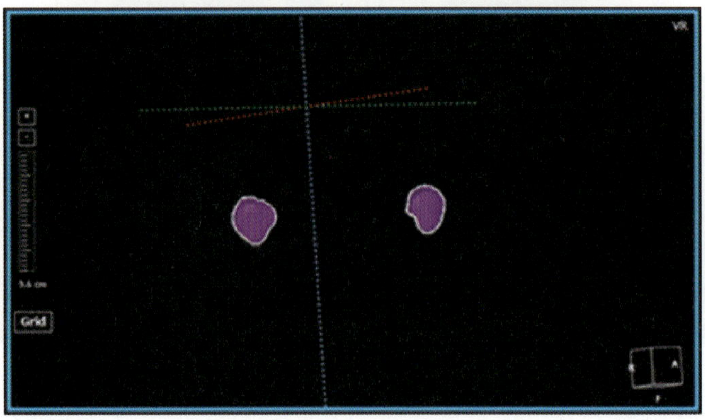

Model Fix 버튼 또는 Model List의 스패너 모양 버튼을 눌러 Fixing한다.

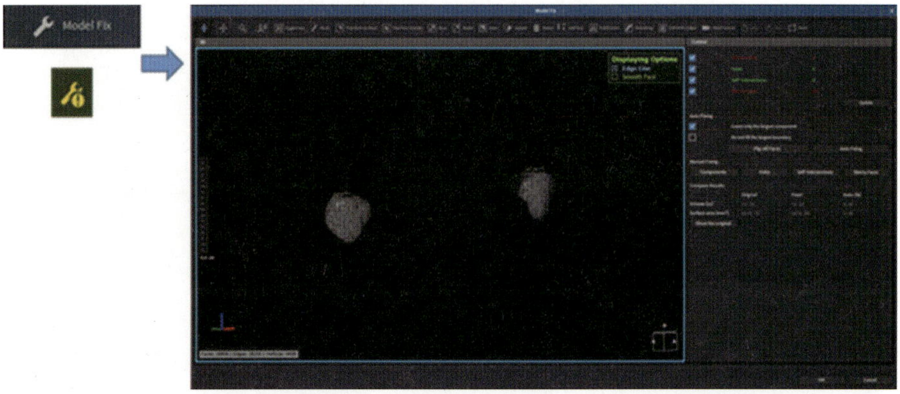

최종 Model을 확인한 후, Download to Client 버튼을 클릭하여 STL 파일로 다운받는다.

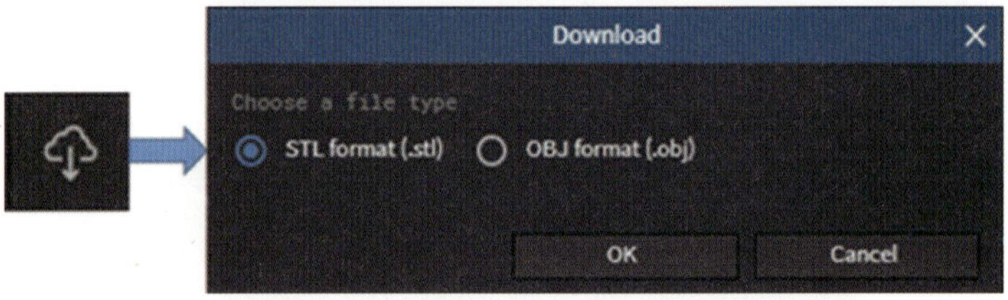

Tibia

Sculpt 기능을 이용하여 광범위하게 Tibia 모양을 따라 잘라준다.

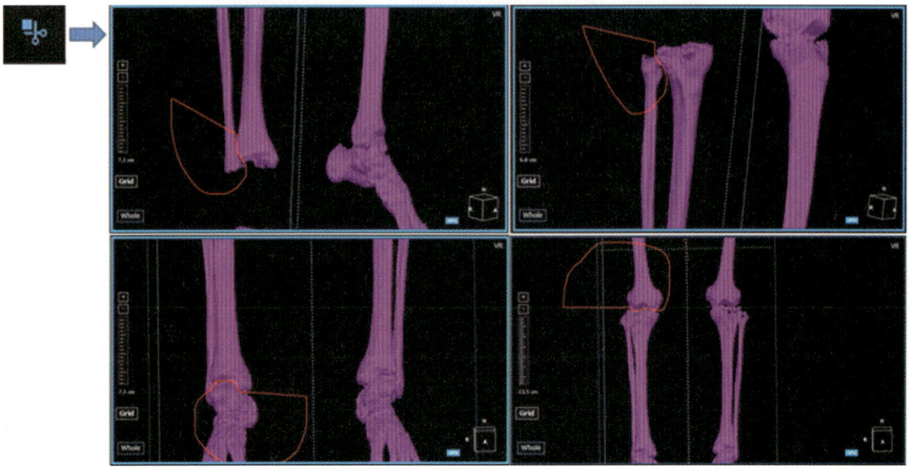

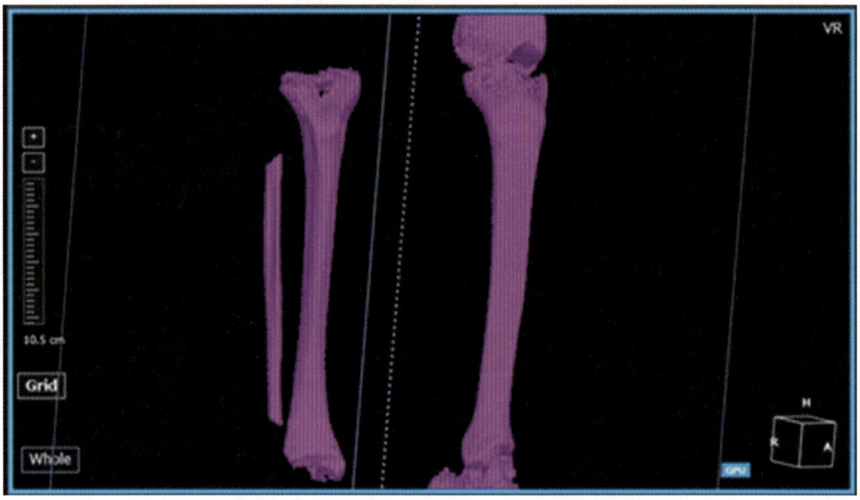

Pick 기능을 이용하여 Tibia를 남긴다.

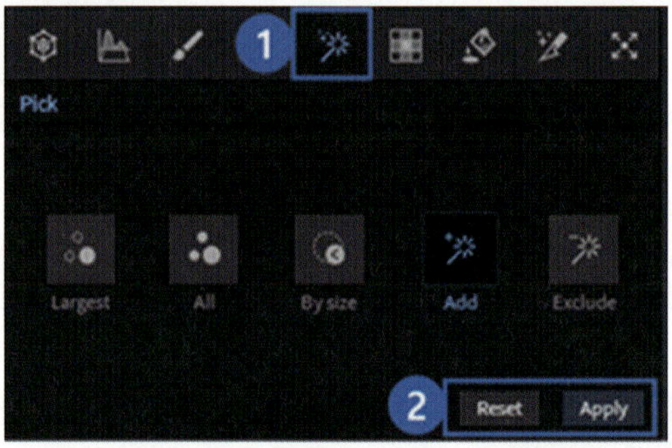

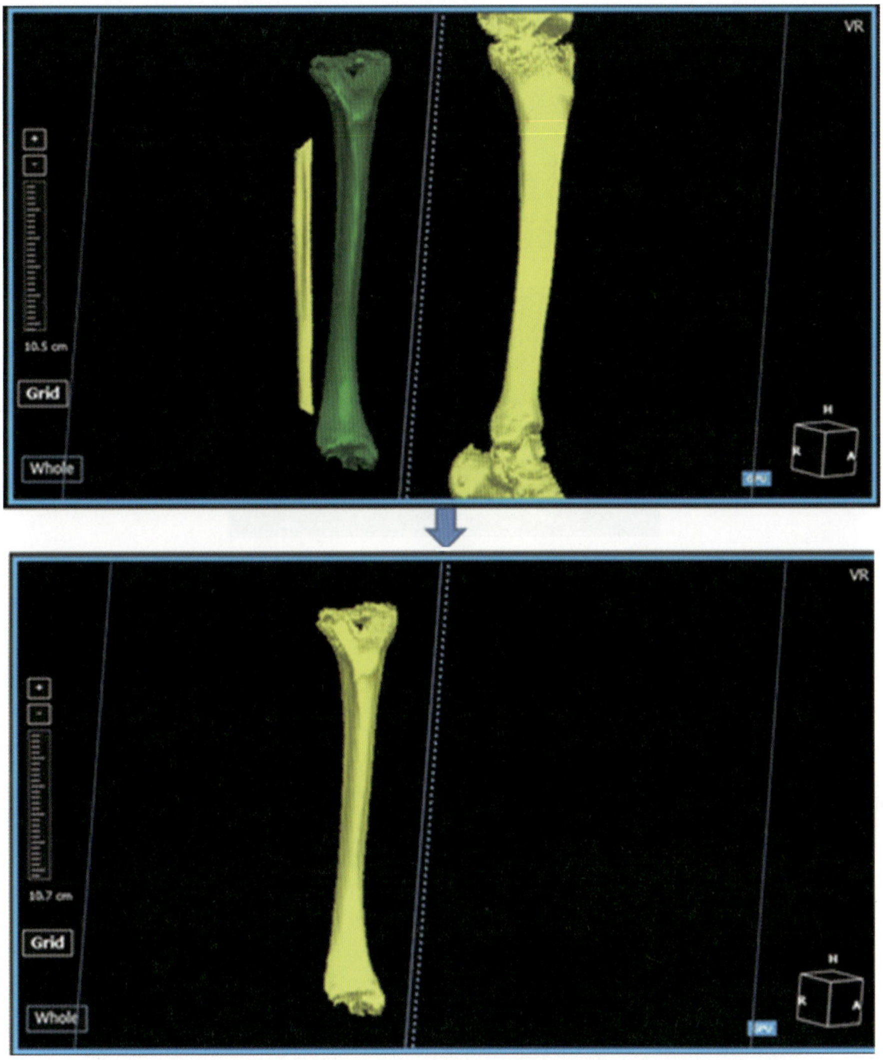

1번과 같이 Draw 기능을 이용하여 영상을 다듬을 수 있는데, 2번에서 Add 선택 후 다듬을 시 추가 혹은 삭제가 가능하다. (추가하고 싶은 부분은 마우스 좌클릭으로 초록색으로 표현, 지울 부분은 마우스 우클릭으로 빨간색으로 표현.)

Generate Model을 이용하여 완성한 Mask 파일을 Model File로 만든다.

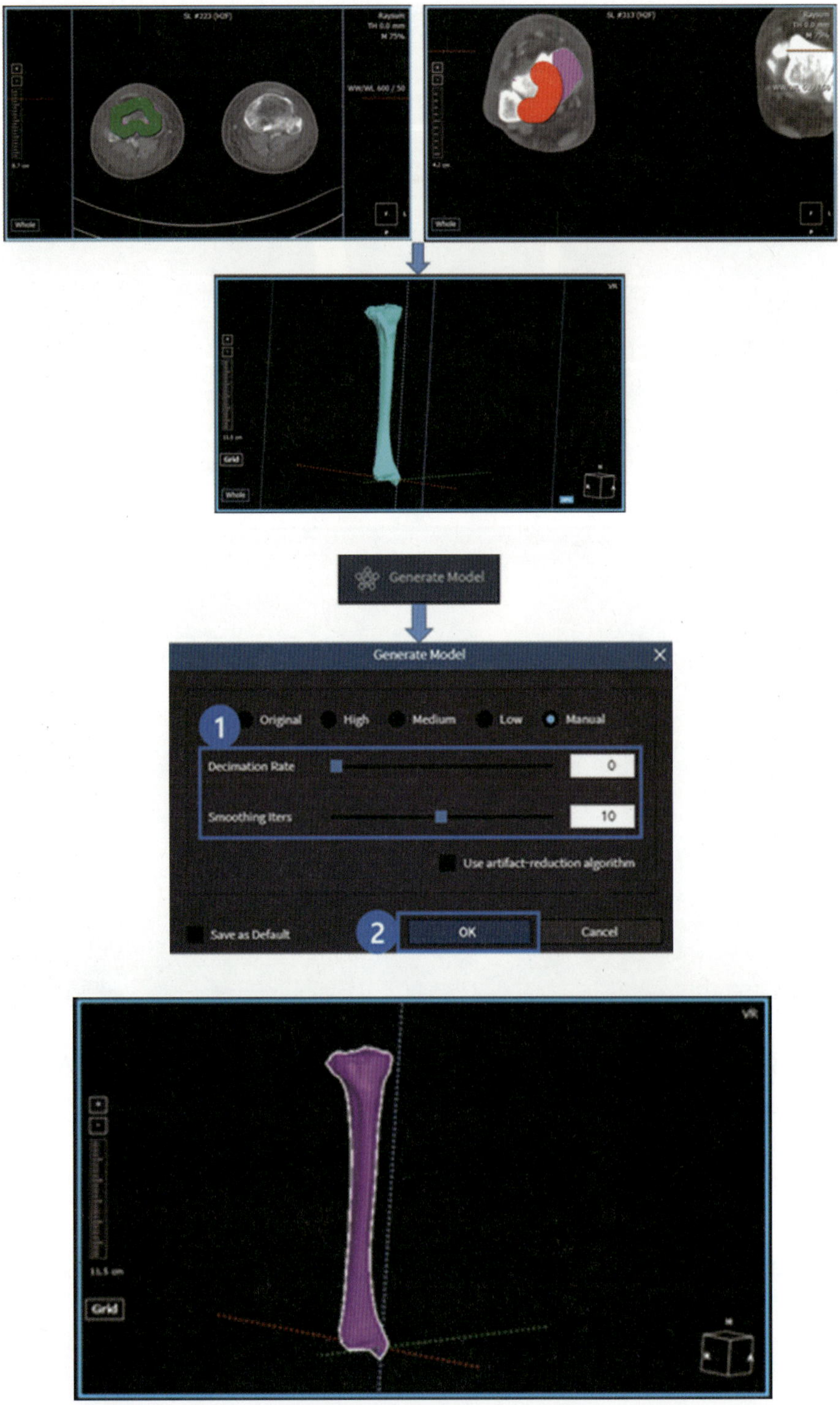
Generate Model
Generate Model
1
Original
High
Medium
Low
Manual
Decimation Rate
0
Smoothing Iters
10
Use artifact-reduction algorithm
Save as Default
2
OK
Cancel

Model Fix버튼 또는 Model List의 스패너 모양 버튼을 눌러 Fixing한다.

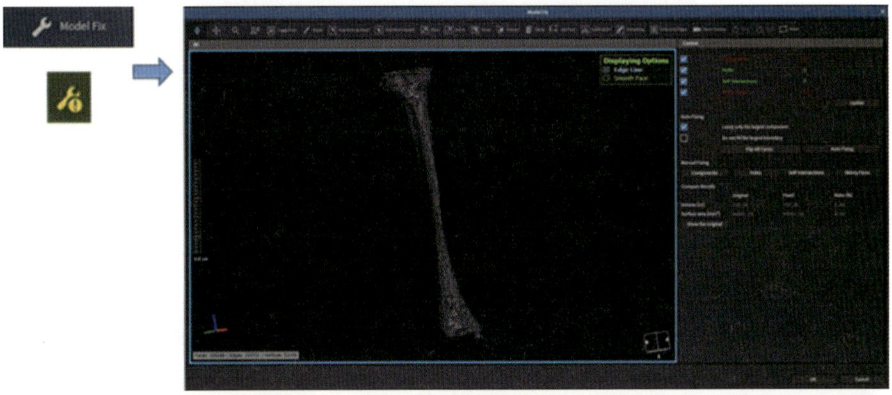

최종 Model을 확인한 후, Download to Client 버튼을 클릭하여 STL 파일로 다운한다.

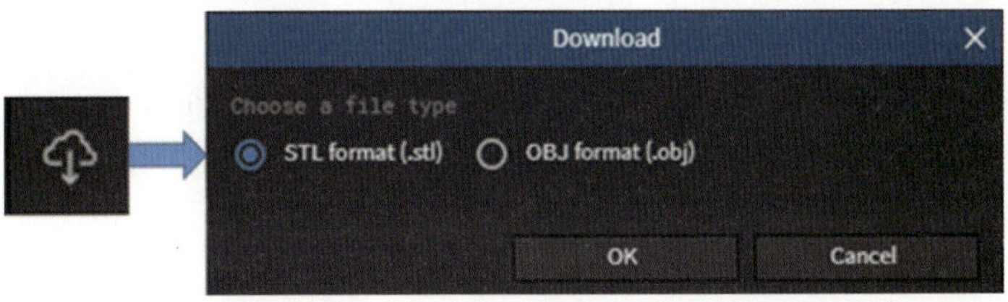

Fibula

Sculpt 기능을 이용하여 광범위하게 Tibia 모양을 따라 잘라줍니다.

Pick 기능을 이용하여 Tibia를 남겨준다.

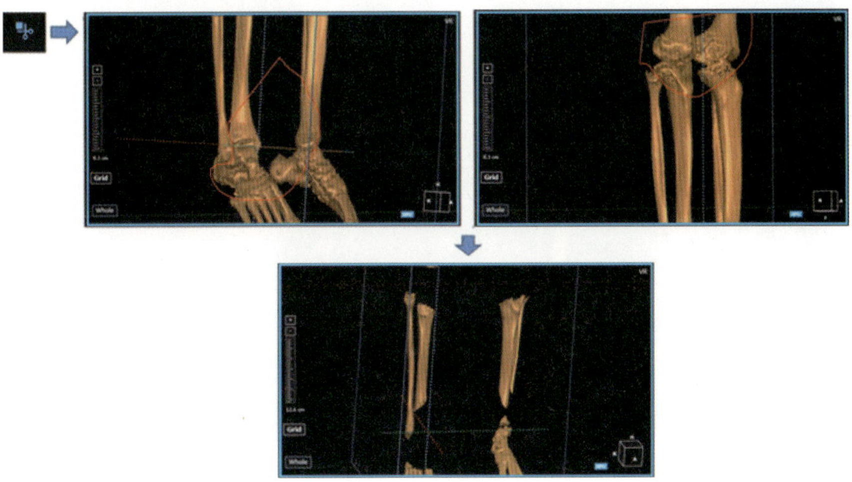

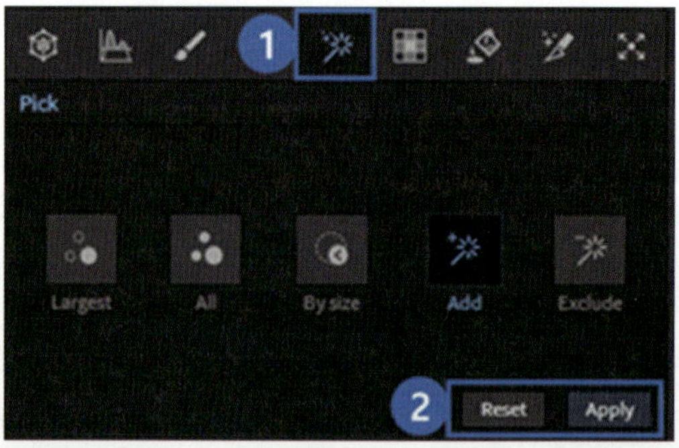
1
Pick
Largest
All
By size
Add
Exclude
2
Reset
Apply

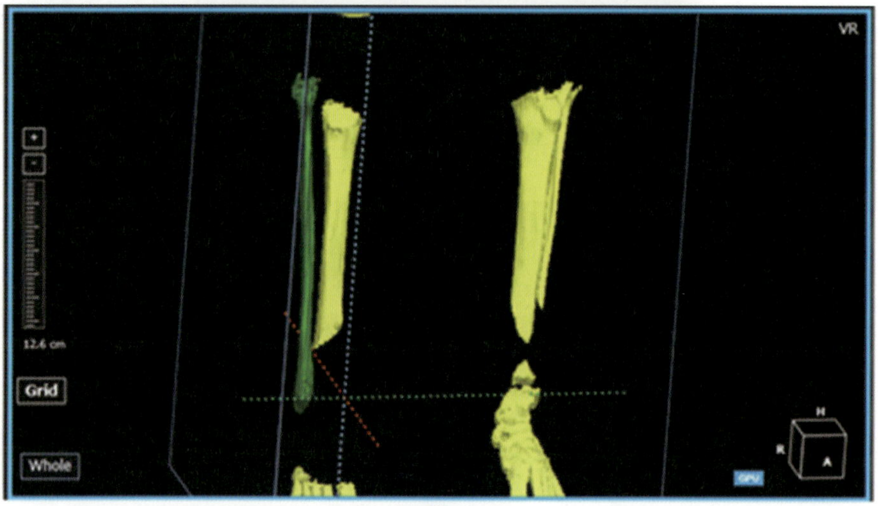
VR
12.6 cm
Grid
Whole

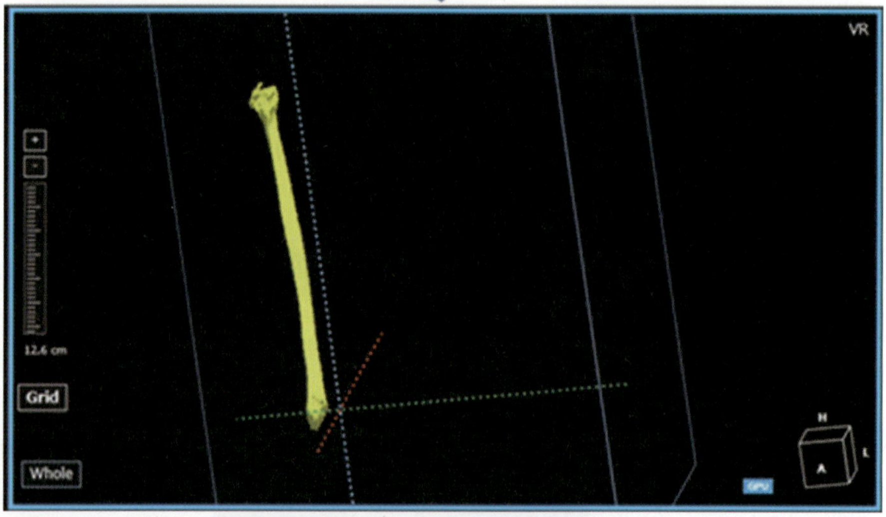
VR
12.6 cm
Grid
Whole

1번과 같이 Draw 기능을 이용하여 영상을 다듬을 수 있는데, 2번에서 Add 선택 후 다듬을 시 추가 혹은 삭제가 가능하다. (추가하고 싶은 부분은 마우스 좌클릭으로 초록색으로 표현, 지울 부분은 마우스 우클릭으로 빨간색으로 표현.)

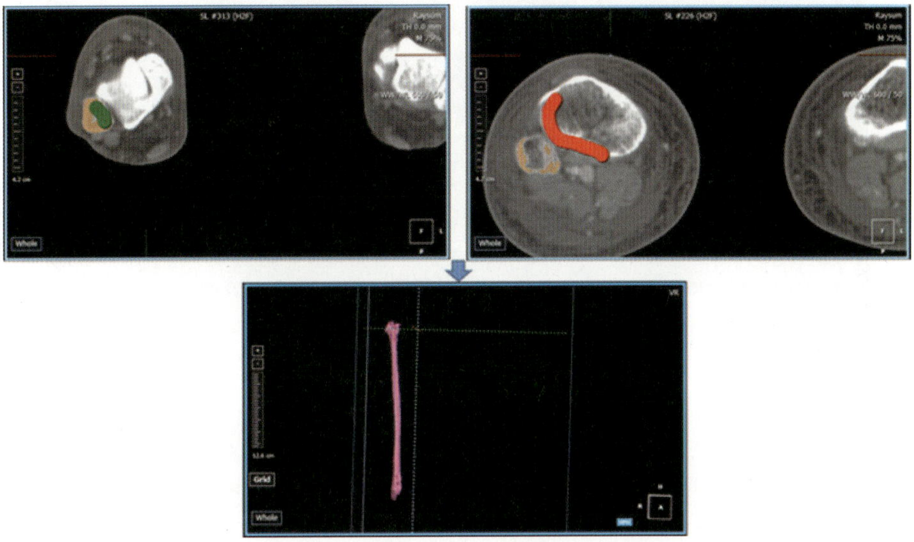

Generate Model을 이용하여 완성한 Mask 파일을 Model File로 만든다.

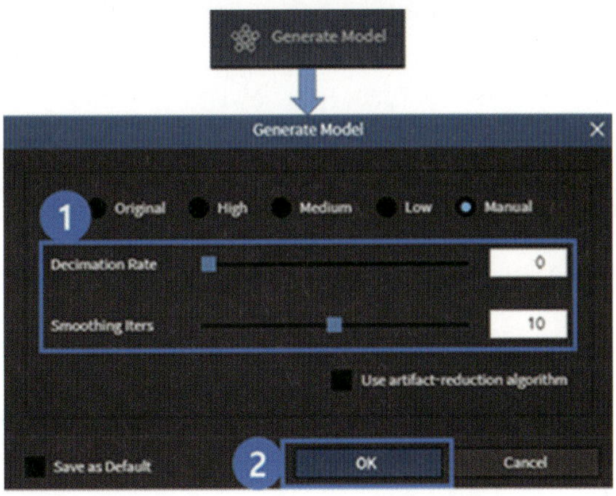

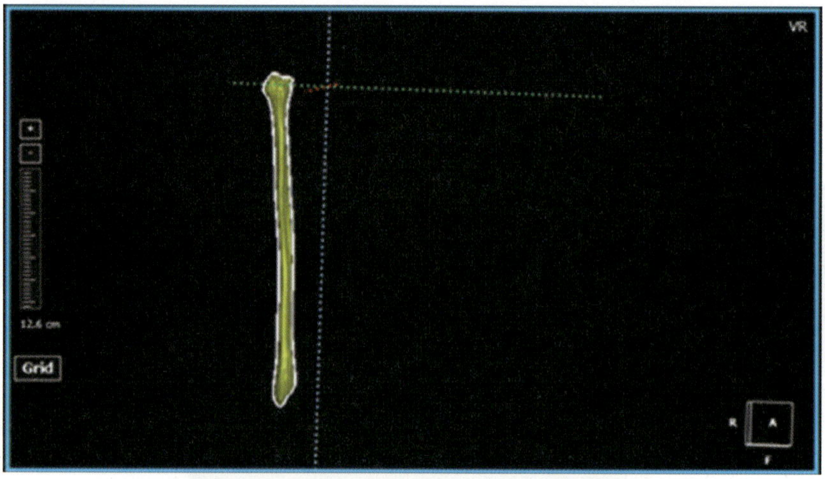

Model Fix 버튼 또는 Model List의 스패너 모양 버튼을 눌러 Fixing한다.

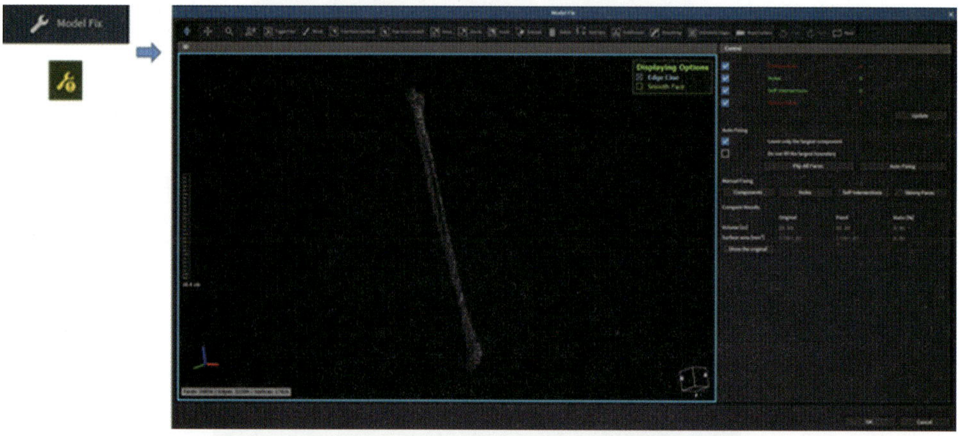

최종 Model을 확인한 후, Download to Client 버튼을 클릭하여 STL 파일로 다운한다.

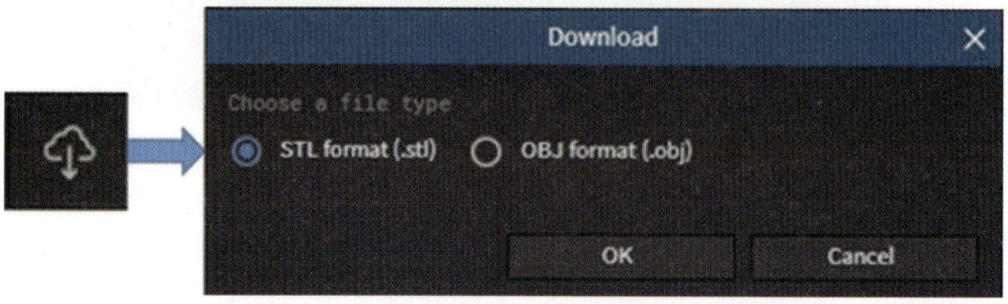

Femur

Magic Cut 기능을 이용하여 남길 부분과 제거할 부분을 그릴 수 있는데, 이후 Try 버튼을 눌러 미리보기 가능하다. 최종 작업물은 Apply 버튼을 누르면 생성된다. (그림에서 초록색 부분은 남길 부분, 빨간색 부분은 지울 부분)

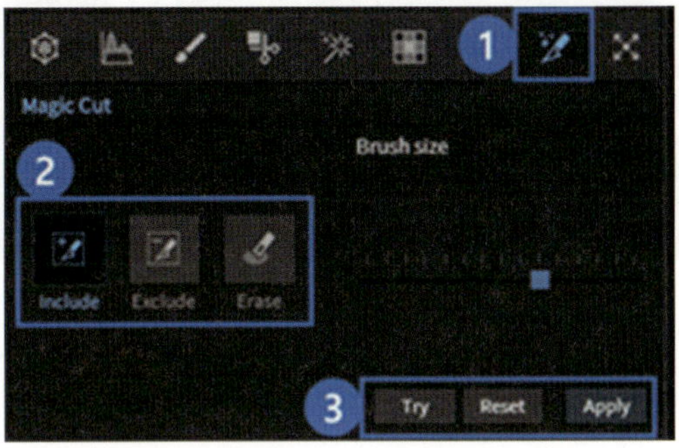

Sculpt를 이용하여 Femur를 다듬는다.

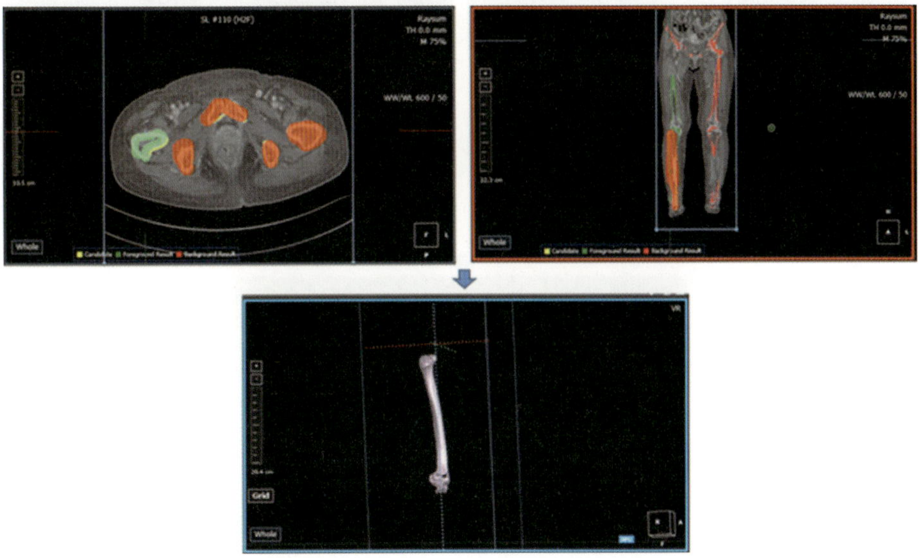

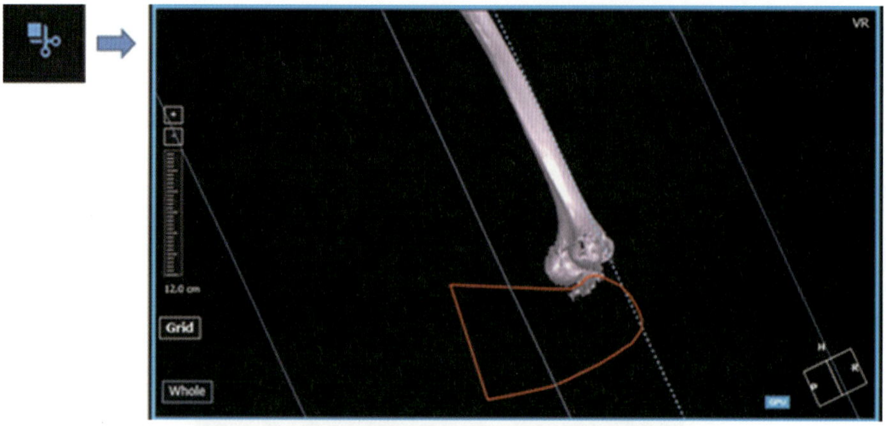

1번과 같이 Draw 기능을 이용하여 영상을 다듬을 수 있는데, 2번에서 Add 선택 후 다듬을 시 추가 혹은 삭제가 가능하다. (추가하고 싶은 부분은 마우스 좌클릭으로 초록색으로 표현, 지울 부분은 마우스 우클릭으로 빨간색으로 표현.)

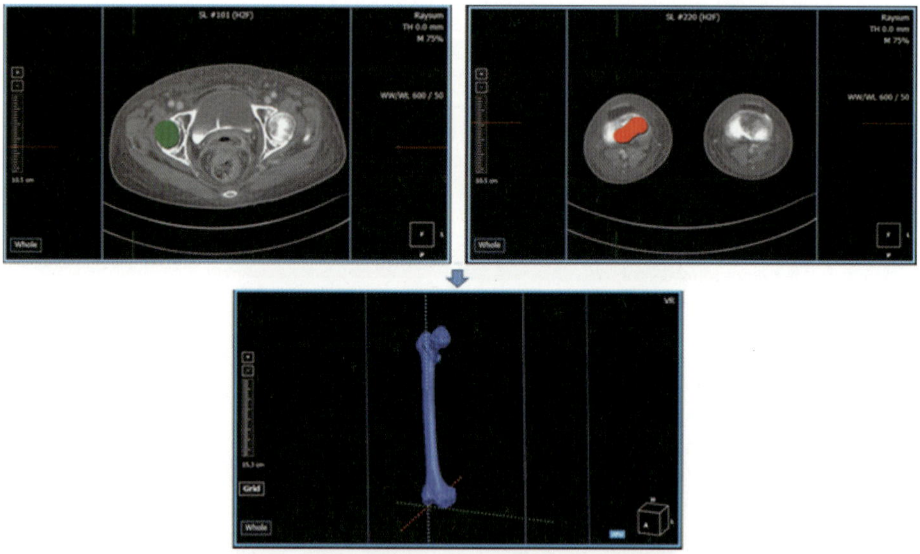

Generate Model을 이용하여 완성한 Mask 파일을 Model File로 만든다.

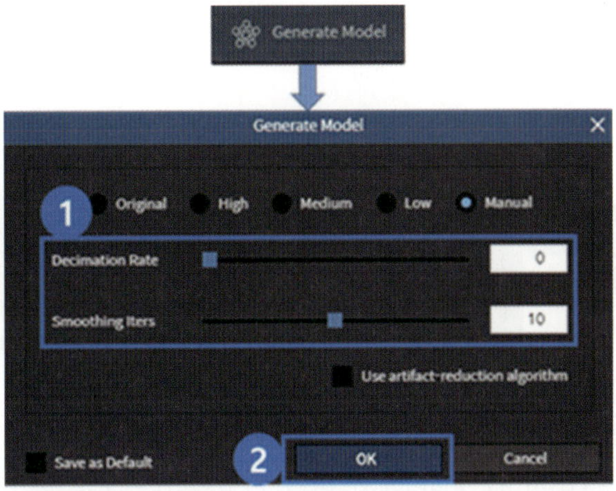

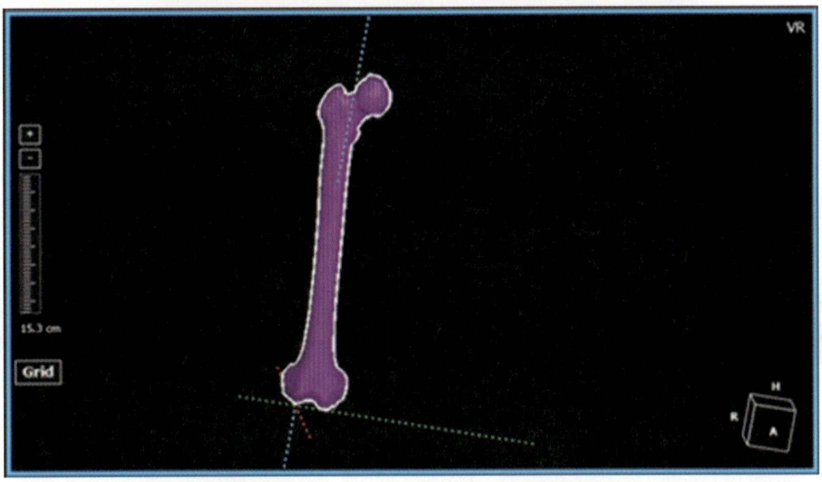

Model Fix버튼 또는 Model List의 스패너 모양 버튼을 눌러 Fixing한다.

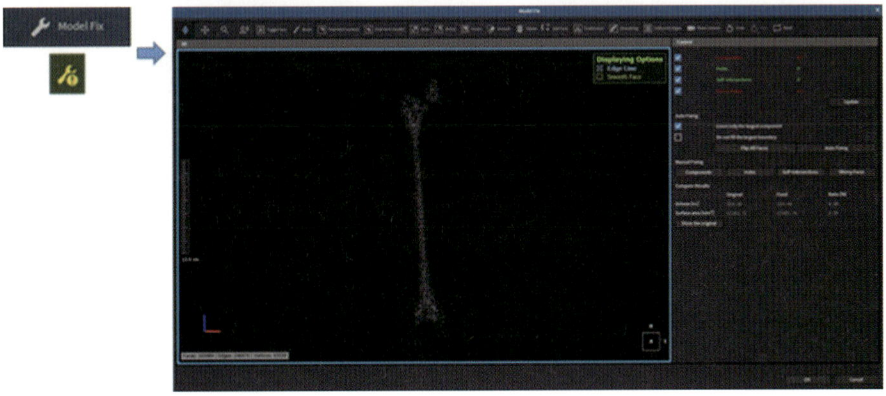

최종 Model을 확인한 후, Download to Client버튼을 클릭하여 STL 파일로 다운한다.

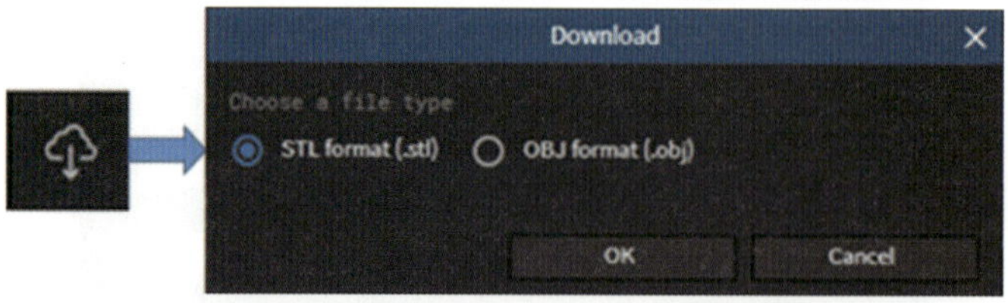

Subtraction을 이용한 Lower Extremity Segmentation

하나의 Lower Extremity Data에서 여러 개의 Part를 세분화 진행할 때, 기존에 작업했던 Mask를 반복해서 사용할 수 있다. 예를 들어, 하나의 Data에서 Pelvis와 Femur를 세분화할 때, 기존에 작업했었던 Pelvis를 이용하면 새로운 Mask를 만들지 않고 간편하게 Femur를 작업할 수 있다.

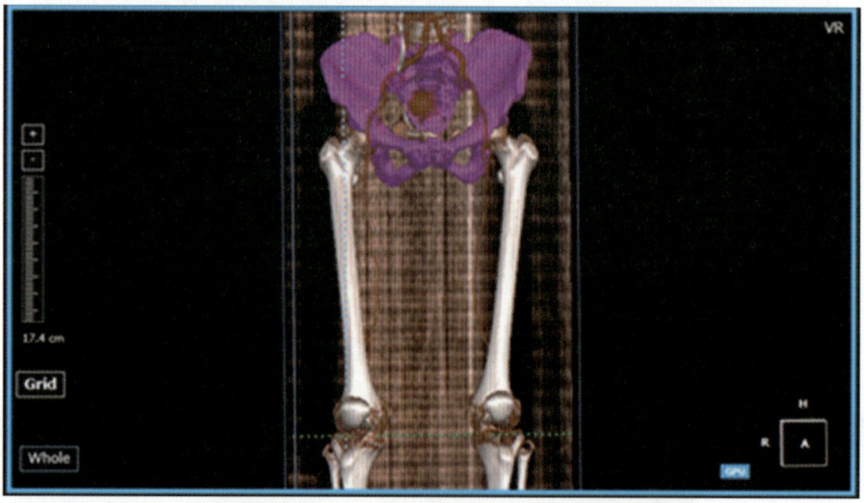

Boolean Operations의 Subtraction을 이용하여 이전에 작업하였던 Pelvis를 새로 작업하는 Femur Mask에서 빼준다.

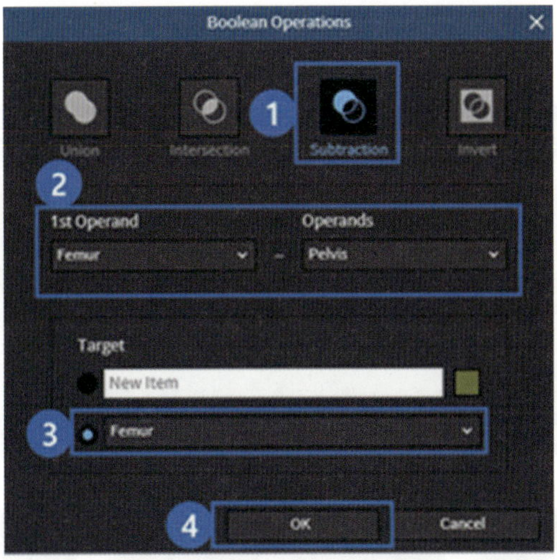

1번과 같이 Draw 기능을 이용하여 영상을 다듬을 수 있는데, 2번에서 Add선택 후 다듬을 시 추가 혹은 삭제가 가능하다. (추가하고 싶은 부분은 마우스 좌클릭으로 초록색으로 표현, 지울 부분은 마우스 우클릭으로 빨간색으로 표현.)

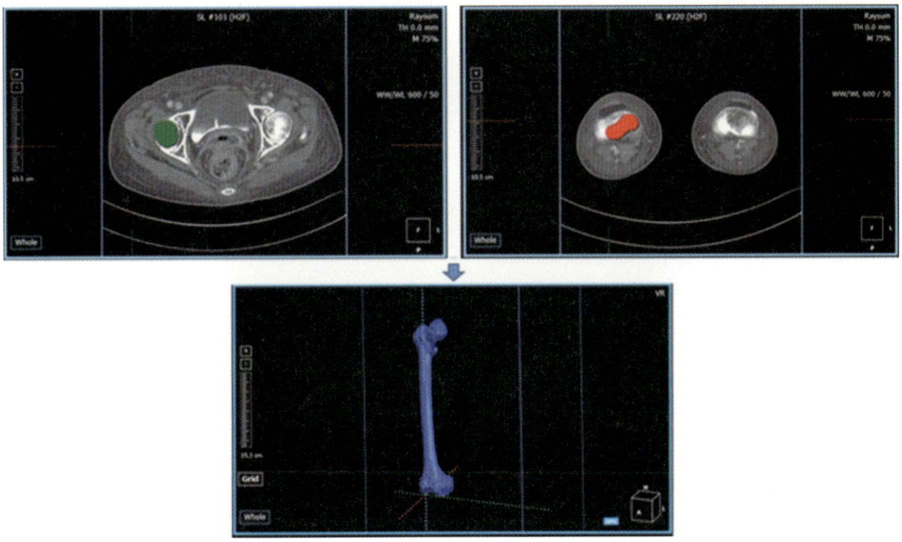

Generate Model을 이용하여 완성한 Mask파일을 Model File로 만든다.

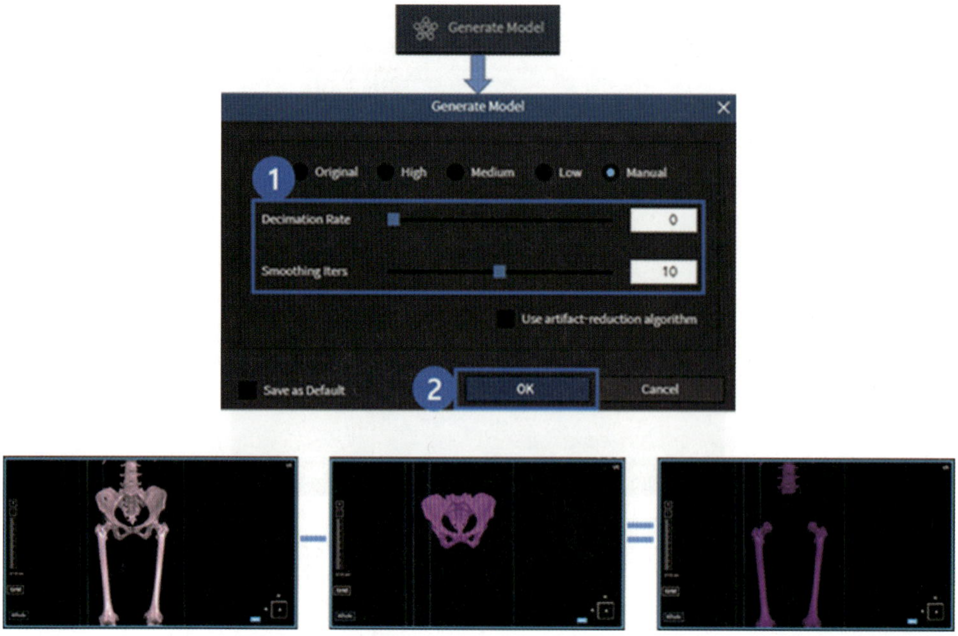
Generate Model
Generate Model
1
Original
High
Medium
Low
Manual
Decimation Rate
0
Smoothing Iters
10
Use artifact-reduction algorithm
Save as Default
2
OK
Cancel

2 OsiriX를 이용한 모델링 방법

OsiriX는 윈도우 기반이 아닌 맥OS 기반의 프로그램이기 때문에 맥OS가 설치되어 있는 하드웨어가 있어야 하며 3D 모델링을 위해서는 그래픽 카드가 있어야 안정적인 모델링이 가능하다. OsiriX 프로그램은 PACS와 3D 모델링 프로그램을 합친 것으로 보는 것이 적합하다. OsiriX는 유료 프로그램이지만 홈페이지에서 이메일로 회원가입하면 OsiriX Lite(데모버전)을 다운로드 할 수 있으며, 데모버전으로도 충분히 의료영상을 이용하여 3D 프린팅 할 수 있는 모델링을 제작할 수 있다.

1) 프로그램 시작

프로그램을 시작하는 방법은 바탕화면 하단의 독(DOCK)에 있는 아이콘 중에 아래 그림과 같은 모양의 아이콘을 더블클릭하여 프로그램을 실행한다.

2) 환자 검사 영상 선택하기

임상의 경우 영상의학과 각 검사실에서 획득한 영상들이 네트워크를 통하여 PACS로 전송이 되지만, OsiriX 프로그램을 처음 설치하면 데이터베이스에 저장되어 있는 검사

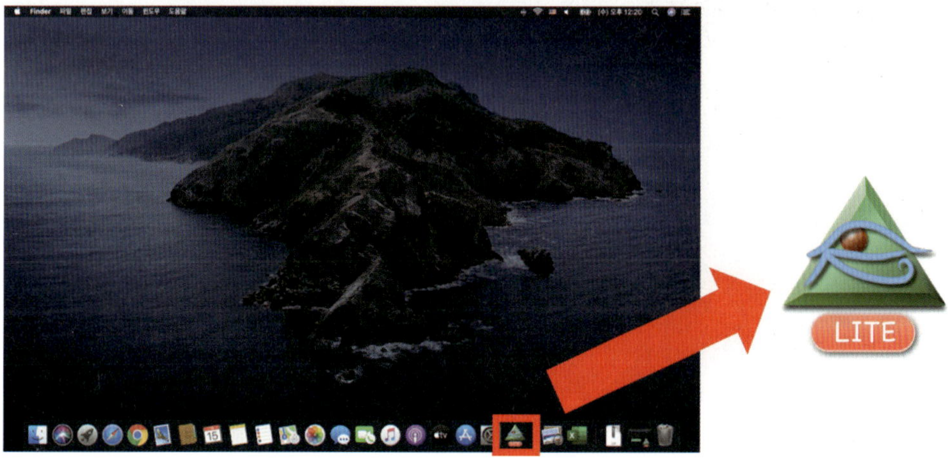

맥OS에서 OsiriX프로그램 실행하기

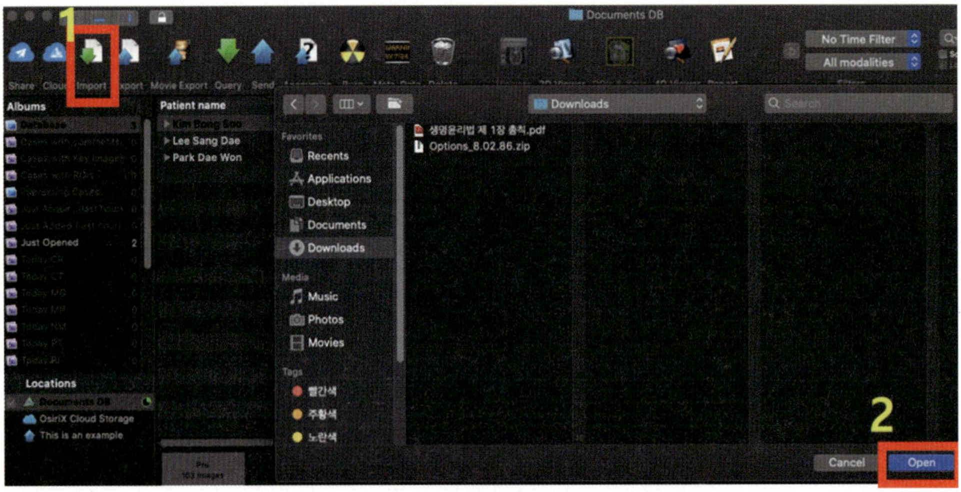

OsiriX프로그램에서 DICOM import 방법

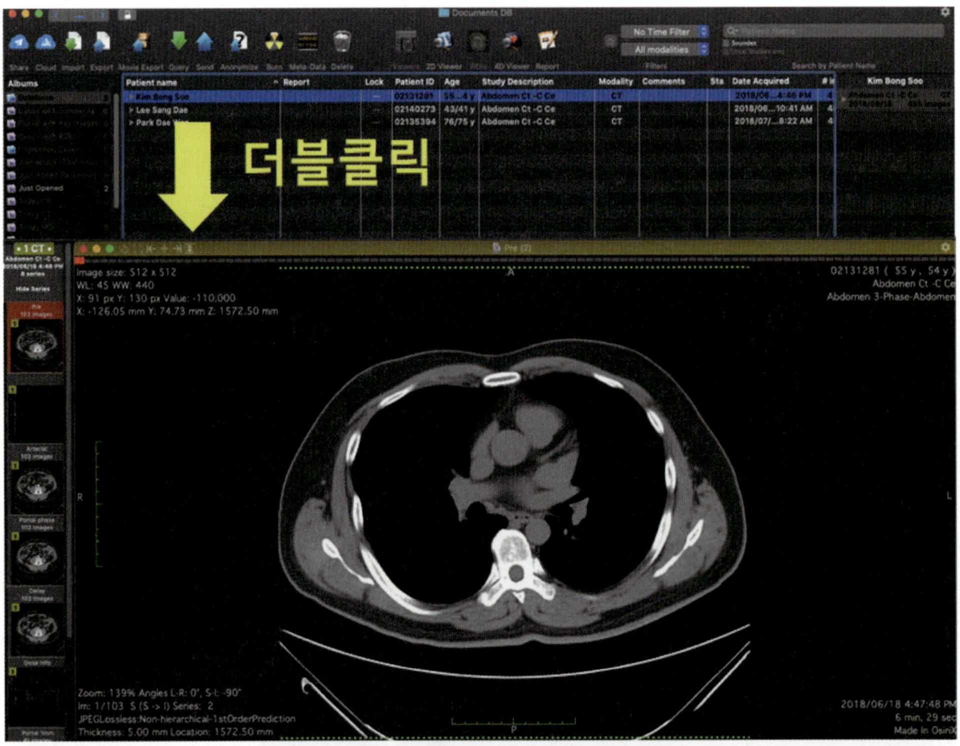

OsiriX프로그램에서 검사 영상 선택 방법

영상이 없기 때문에 외부에서 획득한 DICOM 파일을 Import시켜야 한다.(DICOM 파일이 없는 경우 구글 검색을 통해 open DICOM data를 다운로드 한다.) 아래 영상에 보이는 import 아이콘을 클릭 후 DICOM이 있는 폴더를 선택하면 데이터베이스 안에 환자의 정보와 함께 생성된다.

데이터베이스 안에 환자의 목록이 생기면 원하는 환자의 이름을 더블클릭하여 검사 영상을 불러 온다.

3) VRT(Volume Rendering Technique) 생성하기

3D 모델링을 생성하기 위해서는 연속된 이미지의 CT나 MR 영상이 필요하다. 일반 X선 검사의 경우에는 3D 모델링이 불가능 하다. 3D 모델링을 위해서는 검사 할 때 설정하는 slice thickness가 되도록 1 mm에 가깝게 설정하는 것이 좋으며, MR의 경우에는 gap이 없는 것이 모델링 했을 때 실제 해부학적 구조와 동일하게 생성될 가능성이 높다. 현재까지 의료영상을 3D 모델링에 가능한 장비는 CT가 대표적이고 MR, 혈관조영, 초음파 순으로 빈도가 높다.

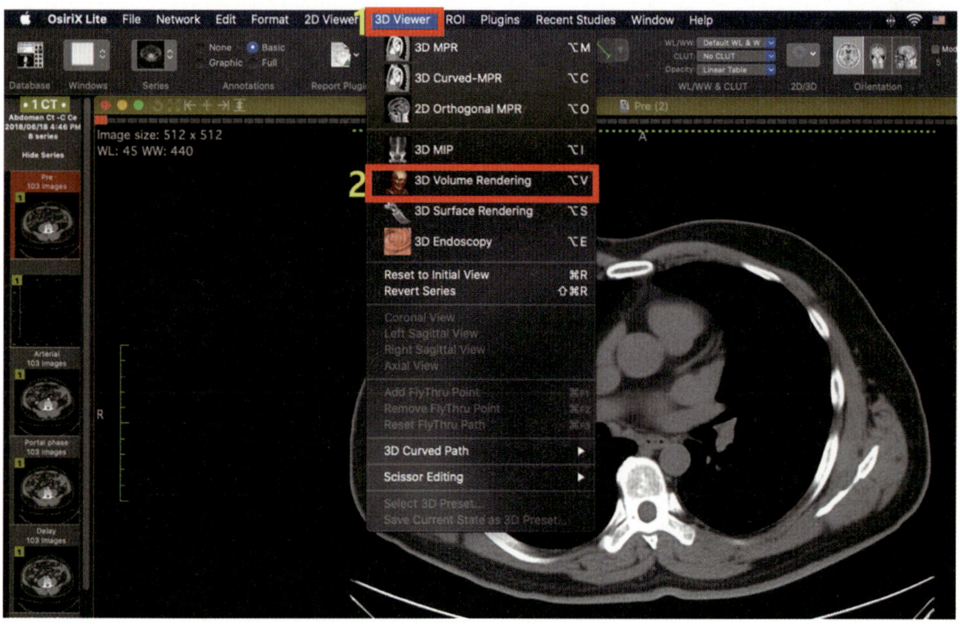

OsiriX프로그램에서 3D VRT 선택 방법

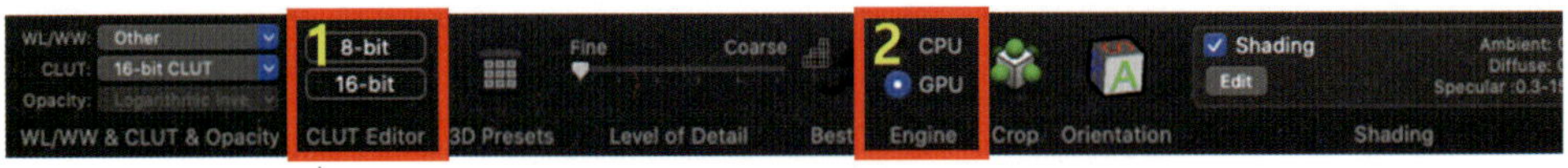

OsiriX프로그램에서 하드웨어 가속 방법

또한 모델링 하려고 하는 해부학적 부위에 따라 시리즈를 선택하여야 한다. 즉 혈관 모델링을 위해선 조영제를 사용한 검사 시리즈를 선택하여야 하고, 장기 모형을 모델링하기 위해선 부위에 따라 조영제를 사용하지 않은 검사 시리즈를 선택하여야 한다.

첫 번째로 VRT 생성하기 위해선 시리즈를 선택하고, 상단의 메뉴에서 3D viewer−3D Volume Rendering을 누른다.

생성된 VRT 모델링을 툴을 이용해 원하는 모양으로 가공해야 한다. 첫 번째로 VRT 생성하기 위해선 시리즈를 선택하고, 상단의 메뉴에서 3D viewer−3D Volume Rendering을 선택한다. 선택하면 VRT 이미지가 생성된다. 여기서 최적화된 3D 모델링을 구현하기 위해 상단의 툴에서 CLUT Editor에서 16bit를 클릭하고 Engine에서 GPU를 선택해 주는 것이 좋다.

4) VRT(Volume Rendering Technique) 편집하기

생성된 모델링의 밝기를 조절하고 원하는 밝기로 설정하여야 한다. 밝기에 따라 피부부터 뼈까지 표현할 수 있다. 또한 밝기를 올려 뼈가 잘 보인다고 해서 피부나 혈관 등의 정보가 사라지는 것은 아니다.

위 그림의 툴을 이용하여 밝기, 위치 이동, 모델링의 확대 및 축소, 이동, 모델링의 길이 측정, 불필요 부위의 삭제 등을 하여 원하는 해부학적 모형을 모델링 할 수 있으며, 모델링을 제작할 때는 아래 그림과 같이 모델링을 여러 방향으로 돌리며 불필요한 부위를 삭제 하고 원하는 모양만 남기는 것이 좋다.

5) SSD 생성하기

최근 임상에서 주로 사용하는 3D workstation은 VRT로 생성된 모델링에서 바로 3D 프린팅이 가능한 STL로 저장이 가능하다. 하지만 프로그램마다 다르기 때문에

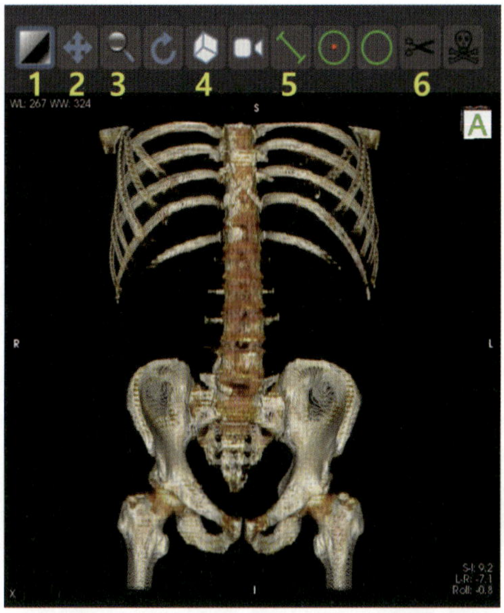

OsiriX프로그램 VRT 편집 툴 설명
[1. 밝기 조절, 2. 위치 이동, 3. 확대, 4. 3차원 이동, 5. 길이측정, 6. 삭제]

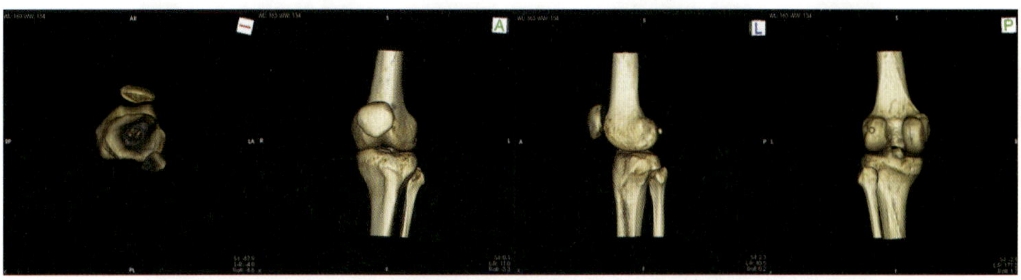

VRT 모델링 회전에 따른 위치 영상

장비나 S/W의 특성을 먼저 파악해야 한다. 이 책에서 설명하는 OsiriX 프로그램은 의료영상을 VRT로 원하는 모양으로 모델링하고, SSD로 변환하여 STL로 저장하여야 한다. SSD 생성에서 주의할 점은 pixel value를 우리가 보고자 하는 해부학적 구조물에 따라 알맞게 잘 설정해 주어야 한다. pixel valeue는 정해진 값이 없으며 환자의 밀도나 구조에 따라 다르기 때문에 숙련도가 필요하다. 아래 그림은 pixel value에 따른 변화이다.

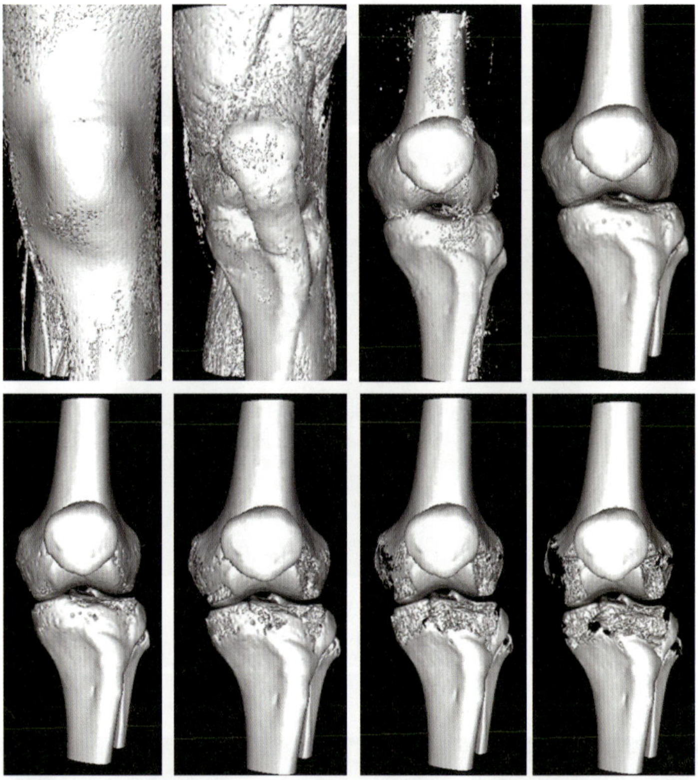

SSD기법에서 pixel value에 따른 뼈의 변화 사진

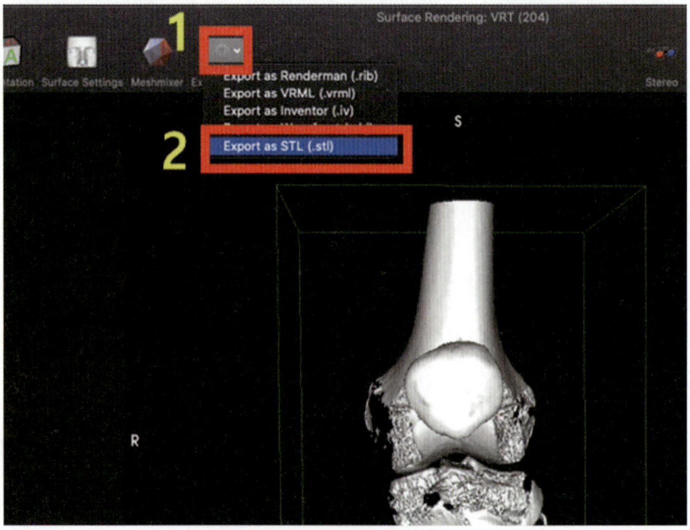

STL 변환 방법

6) STL 변환하기

SSD에서 최적의 pixel value를 찾고 완성된 모델링을 3D 프린팅 하기 위해서는 슬라이싱 프로그램과 호환되는 STL 포맷 방식의 파일로 변환해야 한다. OsiriX 프로그램에서 바로 변환이 가능하며, 방법은 아래 그림과 같다.

상단의 툴바에서 Export-Export as STL 버튼을 클릭하고 저장하려는 위치와 이름을 선택하고 저장 버튼을 누르면 원하는 위치에 모델링 한 STL 파일이 생성된다. 이때 한글로 파일명을 설정할 경우 3D 프린터에서 인식 못 하는 경우가 간헐적으로 발생하여 영어로 저장하는 것이 바람직하다.

3 AVIEW-Modeler를 이용한 3D 모델링 방법

AVIEW-Modeler는 국내 벤쳐기업 코어라인소프트에서 제작한 프로그램으로 의료영상을 이용하여 3D 모델링 및 의료 3D 프린팅을 지원하는 대표적인 소프트웨어이다.

앞서 배운 OsiriX 프로그램은 해부학적 모양의 3D 프린팅은 가능하나, Pixel value값의 변화로만 STL 저장이 가능하지만, AVIEW Modeler는 의료영상을 이용하여 영역을 직접 정하거나 수정이 가능하고, 모델링 한 원본 그대로 STL 변환 및 3D 프린팅을 지원하기 때문에, 사전 수술 및 시술 등 시뮬레이션까지 사용 가능하다는 장점이 있다.

AVIEW-Modeler는 유료 버전이며, 프로그램 설치 시 컴퓨터에 직접 설치하거나, 서버형 컴퓨터에 설치하고, 크롬브라우저를 통해 접속하는 방법 두가지가 있다.

3장

3D 프린팅을 위한 슬라이싱

1. CURA를 이용한 슬라이싱
2. g-coding

1 CURA를 이용한 슬라이싱

슬라이싱 프로그램은 각종 3D 모델링 데이터를 3D 프린터가 읽을 수 있게 g-code로 변경해주는 프로그램을 말한다. 3D모델링 파일을 g-code로 변환해 주는 것은 물론 code의 편집 및 프린터의 출력 설정을 할 수 있는 프로그램이다. 3D 프린터의 많은 관심으로 다양한 슬라이싱 프로그램이 존재하지만 사용하기 편리하고 무엇보다도 무료인 CURA 프로그램을 중점으로 설명하고자 한다. cura 프로그램은 유럽의 3D 프린터 제조회사인 Ultimaker사에서 개발하고 배포하는 슬라이싱 프로그램이다. 슬라이싱 프로그램은 제조사에서 권하는 프로그램을 사용해야 가장 안정적으로 출력이 가능하지만, 3D 프린터의 설정값을 알고 있으면, 유저가 사용하기 편한 슬라이싱 프로그램에 3D 프린터의 기하학적 설정값을 입력하고 사용할 수 있다.

1) Cura 실행하기

cura는 오픈 프로그램으로 ultimaker.com에서 무료로 다운이 가능하며, 윈도우, 맥, 리눅스 기반에서 실행이 가능하다. cura의 아이콘은 아래 그림과 같다.

대표적인 슬라이싱 프로그램 CURA

cura를 처음 실행하면 기기를 추가해야 하며 아래 그림(a)과 같이 기기 이름을 설정하고, X, Y, Z 축과 함께 아래 그림(b)과 같은 항목의 설정 값을 입력하면 된다. 설정 값은 장비의 제조회사에서 제

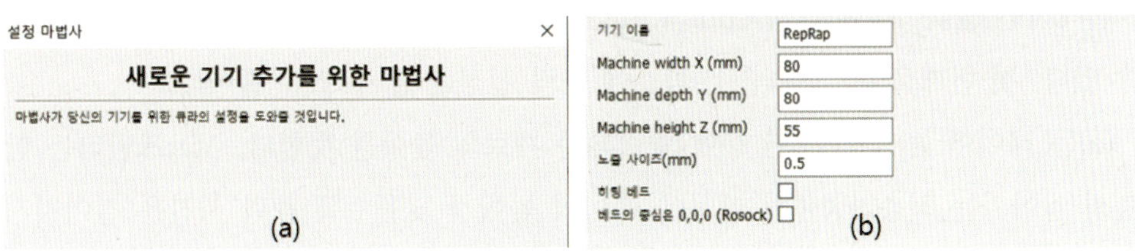

CURA 설치 화면

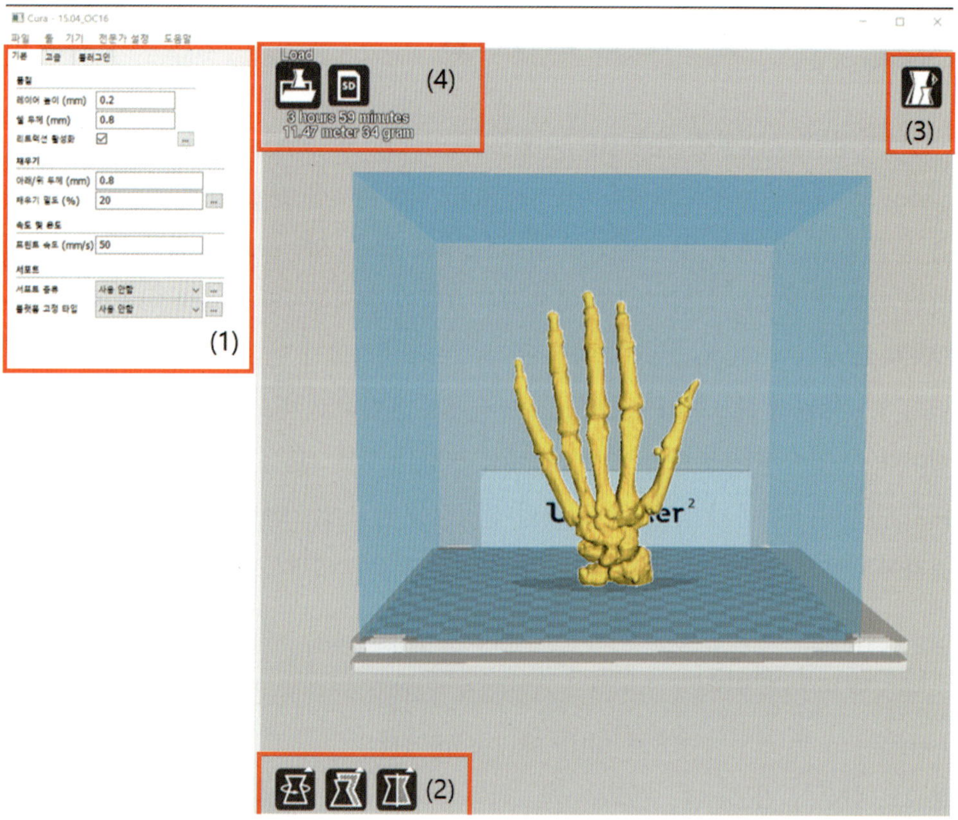

CURA 기능 설명

공한다.

모든 설정이 끝나면 바로 3D 프린팅을 하기 위한 모든 준비가 끝났으며, 3D 모델링을 로드하고 슬라이싱을 시작한다.

앞서 의료영상을 이용하여 생성 STL 파일을 상단 툴의 파일-모델파일 읽어오기를 클릭하거나, STL 파일을 화면 중안 빌드플레이트 위로 드래그 하여 불러온다.

본격적인 슬라이싱에 앞서 cura의 기능 툴을 알아두는 것이 안정적으로 출력을 할 수 있다. 첫 번째로 위 그림의 (1) 박스에 출력 설정을 할 수 있는 툴이다.

(a)는 레이어 높이이며, 한 층에 출력되는 재료의 높이를 뜻한다. 3D 프린터는 한 층씩 쌓아가는 적층가공이기 때문에 레이어 높이가 낮을수록 출력 시간은 길어지지만 출력물의 해상도는 높아진다. 평균 범위는 0.05~0.4 mm이며, 노즐의 크기에 따

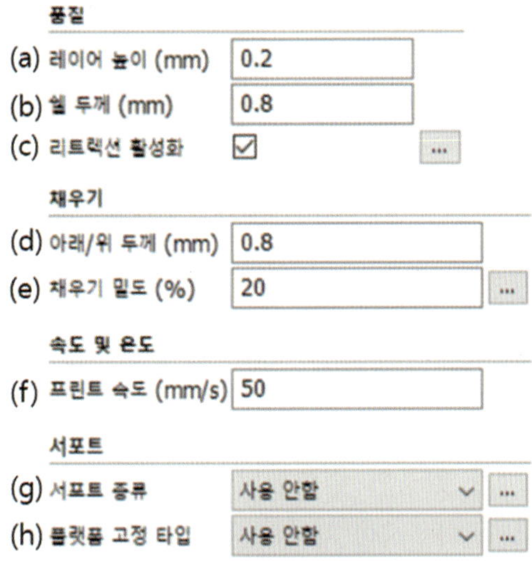

CURA 출력 설정 화면

라 결정하는 것이 바람직하다.

(b)는 쉘 두께이며, 표면의 벽 두께를 뜻한다. 쉘 두께가 두꺼워 질수록 출력시간이 길어지며, 초기 설정값으로 사용하는 것을 추천한다.

(c)는 리트렉션이며, 프린트 되지 않는 영역에서 필라멘트를 살짝 후퇴시키는 설정이다.

(d)는 바닥 부분과 뚜껑부분의 두께를 결정하는 설정이며, 쉘 두께와 마찬가지로 초기 설정값으로 사용하는 것을 추천한다.

(e)는 내부 채움을 뜻한다. 보통의 출력물에선 15~20% 정도의 밀도를 선택해도

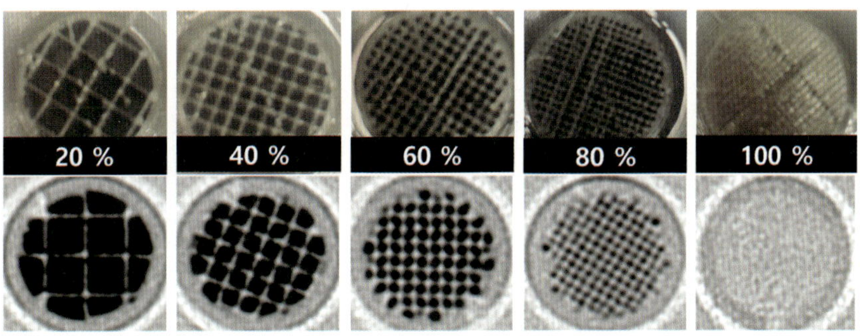

내부 채움에 따른 출력물의 현미경 및 CT 스캔 영상

출력물의 퀄리티에는 아무런 문제가 없다. 하지만 방사선과학과 융합하는 분야에서는 내부 채움을 100%로 채워야 하는 경우가 많다. 출력물을 X-ray나 CT로 스캔하여 영상으로 보면 내부의 구조가 잘 보이기 때문에 사용 용도에 맞게 내부 채움을 선택하면 된다.

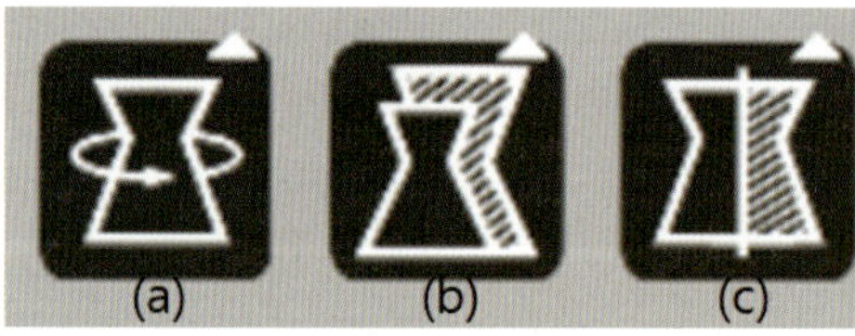

모델링의 위치, 크기 변경 아이콘

(f)는 출력속도를 결정하는 설정이며, 프린터의 출력속도는 재료인 필라멘트의 특성에 따라 설정하면 된다.

(g)는 앞서 설명한바가 있듯이 출력물의 지지대를 결정할 수 있는 설정이며, touching bulidplate는 바닥면에만 지지대를 설정하는 방식이고, everywhere는 지지대가 필요한 부위 모든 곳에 지지대를 설정하는 방식이다.

(f)는 플랫폼 고정 타입이며, 앞서 설명한대로 brim, raft 등을 설정하여 출력물이 바닥에 고정하여 안정적인 출력을 할 수 있도록 하는 설정이다.

(2)번째 박스의 (a)는 모델링을 회전할 수 있도록 하는 설정이며, (b)는 크기를 조절할 수 있는 설정이다. (c)는 좌우 반전을 할 수 있는 설정이다.

(3)번째 박스는 모델링을 슬라이싱 하고 출력물의 내부 구조 및 레이어층의 구조와 지지대의 모형을 볼 수 있는 툴 박스이다. normal은 기본 모델링의 구조를 볼 수 있으며, X-ray 툴은 출력물의 내부구조를 투시해서 볼수 있다. Layers는 한층씩 슬라이싱 된 구조를 볼 수 있으며, 지지대의 모형도 볼 수 있다. 의료영상을 이용한 모델링은 평평한 구조가 없어 지지대를 많이 설정해야 한다. 그래서 위치를 바꿔가며 Layers 툴을 이용하여, 확인하고 최종 저장하는 것이 바람직하다.

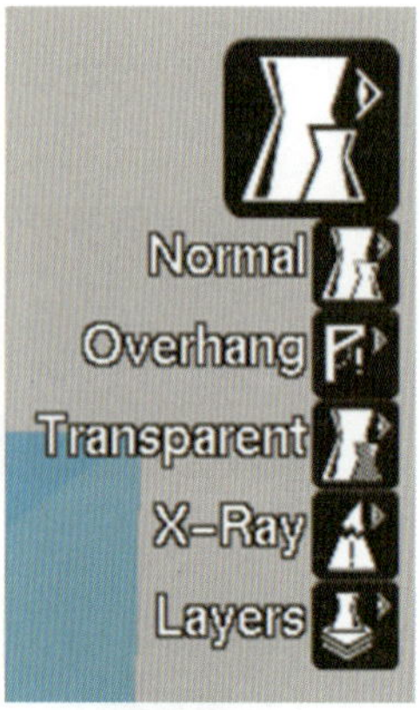

모델링의 위치,
크기 변경 아이콘

(4)번째 박스는 모델링 불러오는 아이콘(좌)과 이동식 디스크에 g-code파일을 저장(우)하는 버튼이다. 이동식 디스크가 연결이 안되어 있는 경우 왼쪽 그림처럼 비활성화 되어 있으며, 이동식 디스크가 연결되고 모델링을 불러온 상태에서는 오른쪽 그림처럼 저장 아이콘이 활성화되며, 아래에 출력시간과 소모되는 재료량까지 계산되어 나타난다.

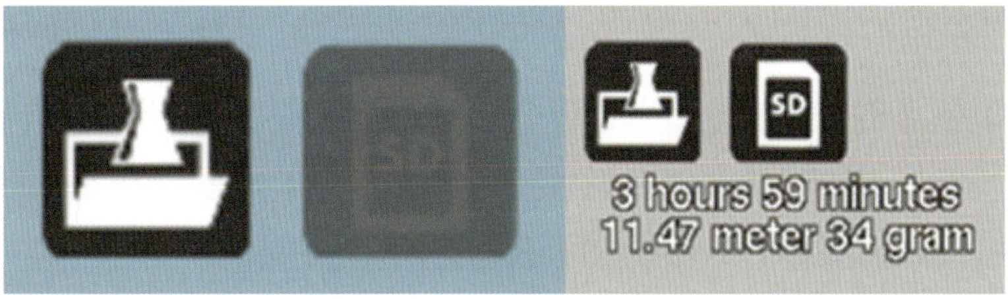

모델링 저장 및 출력시간 사진

2) 모델링 위치잡기

모델링을 로드하고 빌드 플레이트 위에 위치시키는 방향에 따라 출력시간을 줄이고 재료의 소모량을 절약할 수 있다. 아래 그림은 모델링에 따른 출력시간의 변화 및 서포트의 양을 확인할 수 있다.

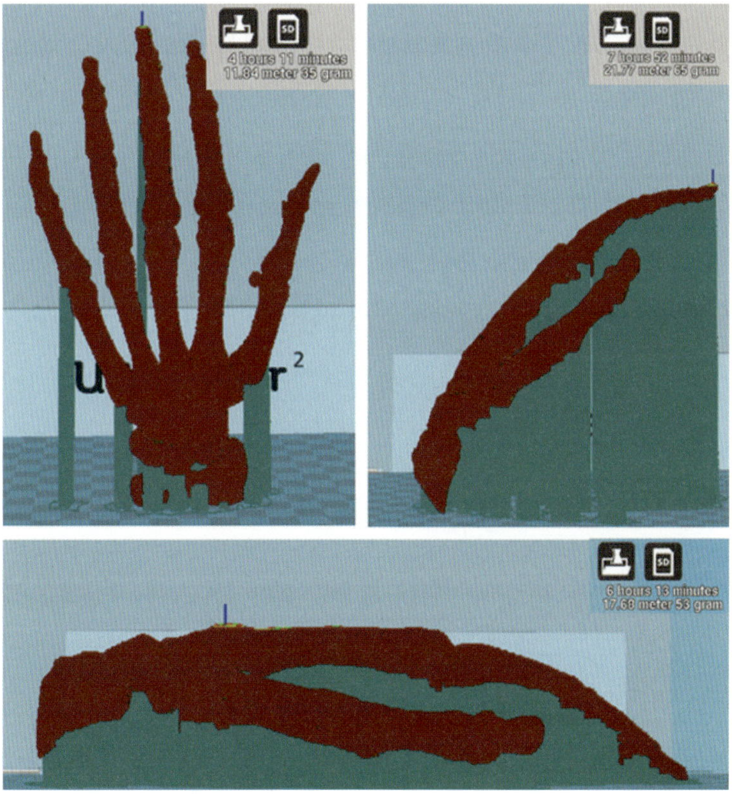

위치에 따른 서포트 형상

3) 출력설정

출력설정은 출력설정 툴에서 변경할 수 있다. 출력 시 출력설정을 무조건 변경하는 것은 아니다. 설치되었을 때 초기 설정 값으로도 충분히 출력에 성공할 수 있지만, 출력물의 사용용도나 방법에 따라 출력설정을 변경하려고 하는 경우에는 설정에 앞서 장비의 제원과 재료의 특성을 파악하는 것이 좋다. 또한 초기 설정 값을 메모 해두는 것도 바람직하다. 레이어 높이는 3D 프린터의 기본인 직경 0.4 mm 노즐일 경우 0.1~0.2 mm가 적당하며, 0.25 mm의 직경은 0.06~0.12 mm의 레이어 높이, 0.6 mm의 노즐인 경우 0.2~0.4 mm의 레이어 높이, 0.8 mm의 노즐인 경우 0.4~0.8 mm의 레이어 높이가 가장 이상적으로 출력이 가능하다.

채우기 밀도는 출력물이 영상의학과 융합되는 연구를 진행 할 경우 무조건 100%로 채워야 한다. 내부를 100% 채우는 것은 사실 재료의 소모 및 출력시간에 많은 소요가 되고, 장비에 무리가 갈 수 있으므로, 분할해서 출력하는 것이 바람직하다.

프린트 속도는 재료의 특성과 제조회사에서 권고하는 속도가 가장 좋으며, 서포트나 플랫폼 고정 타입은 출력 완료 후 제거가 쉽게 설정하는 것이 좋고 서포트가 많은 경우 출력에 실패할 수 있으므로 가능한 서포트가 많이 안들어가도록 위치를 잡는 것이 좋다. 폴랫폼 고정 타입중 가장 안정적인 raft는 출력물이 바닥에 닿는 면적이 커질수록 출력시간에 많은 영향을 준다. raft의 출력만 1시간이 넘어갈 수 있기 때문에 출력물의 형태나 용도에 맞게 고려하는 것이 바람직하다.

2 g-coding

모든 설정이 완료된 후 출력하기 위해 저장을 해야 한다. 이 저장버튼 및 전송버튼을 누르면 슬라이싱 프로그램에서 자동으로 g-code 파일을 생성하여 이동식 디스크에 저장하거나 3D 프린터로 전송한다. g-code의 언어를 살펴보면 우리가 설정한 모든 값들이 입력되어 있으며, 3D 프린터에게 상황에 맞추어 어떻게 움직일 것인지, 하는 명령문이다.

위 그림은 g-code파일의 일부 내용이다. 이렇게 생성된 파일을 3D 프린터에 입력하면 우리가 모델링하고 설정한 그대로 3D 프린팅 된다.

```
; -- START GCODE --
; OPENCREATORS MANNEQUIN
; ======================
; Sliced {filename} at: {day} {date} {tim
; Basic settings:
;    Filament diameter: {filament_diamete
;    Printing speed: {print_speed} mm/s
;    Layer height: {layer_height} mm,  Wa
;
; Retraction settings:
;    Combing: {retraction_combing},  Mini
;
; Estimations:
; Print time: {print_time}
; Filament used: {filament_amount}m {fila
; Filament cost: {filament_cost}
;
; M190 S{print_bed_temperature} ;Uncommen
; M104 S{print_temperature} ;Uncomment to
G29 X#F_X# Y#F_Y# W#F_W# H#F_H#
G0 X100 Y208 F8000
G1 Z1.0 F400
G92 E0
G1 E40 F400
G92 E0
G1 F{travel_speed}
; -- end of START GCODE --
```

g-code 화면

제 5 부

의료 3D 프린팅 응용 사례

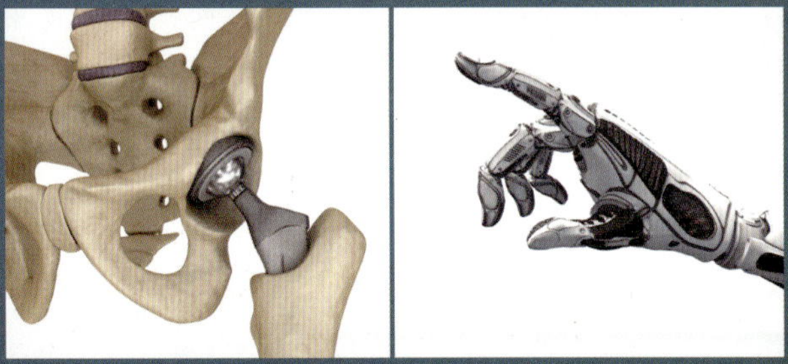

1장 | 의료기기 3D 프린팅 사례

1장

의료기기 3D 프린팅 사례

1. 의료기기 3D 프린트란?
2. 의료기기 3D 프린팅 동향
3. 다양한 적용 사례

1 의료기기 3D 프린트란?

의료기기 3D 프린팅이란, 의료영상(CT/MRI/초음파 등)을 이용하여 설계하고 소재를 적층하여 의료기기 및 주변기기를 제조하는 기술이다.

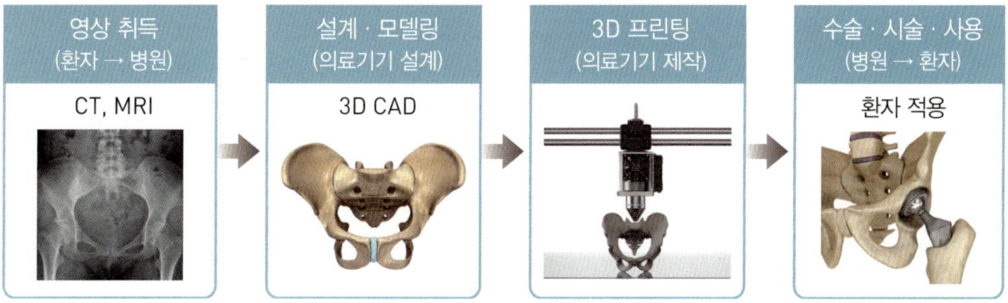

의료기기 3D 프린팅 제작 방법

의료기기 3D 프린팅은 의료기기 산업의 특징인 ▶소형이면서 고가 ▶고도의 맞춤화 ▶공정 납기 · 재고관리 단축의 효율성 부각 등으로 의료산업의 제조혁신이 가능한 장점이 있다. 기존의 의료기기 제조 공정을 3D 프린팅 제조기술로 향상시키고 개선 및 고도화를 통해 기존 기술로 설계 및 제작이 불가능한 의료기기와 관련기기 제작이 가능하다.

최근 3D 프린팅이 본격적으로 의료분야에 접목되면서 대대적인 변화를 주도하고 있다.

- 의료기기는 대표적으로 정형외과, 신경외과, 성형외과, 치과를 중심으로 골절합 용판, 추간체유합보형재, 인공관절, 두개골성형재료, 의료용 가이드 등 환자 맞

3D 프린팅과 의료기술의 결합

장점	내용
빠른 시제품 개발	제품개념 구체화, 시제품 제작, 시장의 빠른 피드백 가능
공급망 진화	필요 운전자본 감소, 재고 감축, 납기 및 가격 경쟁력 확보 가능
혁신제품 개발	기존 공정의 제작이 곤란한 맞춤형 혁신 제품 개발 가능
수술 절차의 시각화	수술위험을 낮추기 위해 수술 전 환자모델 및 가이드 등의 활용
임상효능 증대	인체 외양, 물리적 형태를 정교하게 복제하여 임상실험 적용

춤형 제작에 3D 프린팅 기술이 활용되고 있다.

- 또한 치과용 보철물과 같은 치과 기공물 분야 및 장애인의 기능 복원 · 보완을 위한 의수, 의족과 같은 장애용구 분야에도 3D 프린팅이 적용되고 있다.
- 그 외 가상 시뮬레이션 시스템과 3D 프린팅으로 제작한 인체모형 등을 활용해 수술시간 단축 및 성공률 향상에 기여하고 있으며, 의료 인력의 교육 실습에도 활용하고 있는 추세이다.

2 의료기기 3D 프린팅 동향

의료기기, 바이오 분야의 3D 프린팅 적용을 위해 가장 중요한 부분은 인체 적용 가능하고 3D 프린팅 제조 가능한 의료 소재이다.

- 의료용 소재는 의료삽입물과 조직지지체 세포가 포함된 조직지지체 등으로 분류할 수 있다.
- 의료용 소재는 의료기기에 해당되지 않으나 3D 프린팅 제작을 통해 최종 결과물이 의료기기에 해당될 수 있으므로 3D 프린팅 의료기기 개발과 제작에 소재에 대한 안정성을 파악하고 확보할 수 있어야 한다.

1) 의료삽입물 분야

의료 삽입물은 임플란트/보철 개념으로 현재 3D 프린팅 적용이 기대되는 가장 큰 시장으로 파악되고 있다.

- 체내에 이식되어 사용되므로 사용되는 소재에는 생체 적합성이 요구되나 생체기능 대체 개념으로 반드시 생분해성을 요구하지는 않는다.
  주로 비분해성인 금속, 세라믹 분야 소재가 활용 가능하며, 기계적인 강도를 요구하는 골이식재, 골지지체, 인공관절, 치과보철물 등에 활용되고 있다.
- 정형외과, 신경외과, 성형외과 등에 활용되는 골절합용판, 골지지체, 인공관절 등 CT, MRI 등 영상진단장치 이미지를 3D로 변환 후 맞춤형으로 설계하여 적용하고

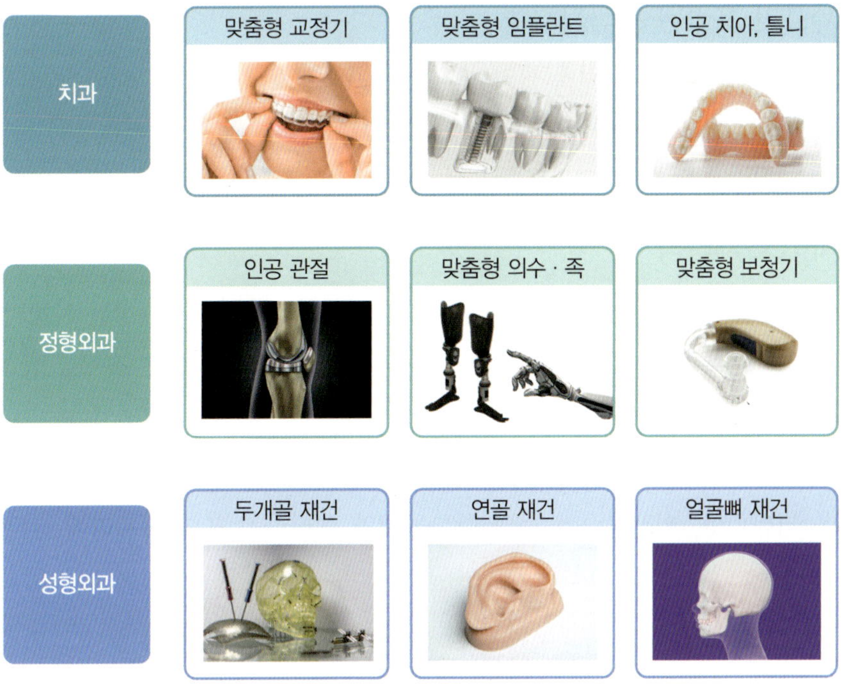

국내 · 외 맞춤형 의료기기 주요 제품 분야

있으며, 기계적 · 생물학적 안전성 보완을 위한 연구가 지속적으로 추진되고 있다. 체내삽입형 의료기기 외에 의안, 보청기 외형 및 의수 · 의족과 같은 장애인 보장구 등 손상된 기능을 환자맞춤형 대체 목적으로도 활용이 되고 있다.

2) 조직지지체

조직지지체는 인체 기능을 재생시키기 위한 임시구조물의 개념으로 체내에서 활용되므로 생체적합성이 요구되는 동시에 조직의 재생과 더불어 분해되어 없어져야 하는 생분해성이 요구된다. 3D 프린팅 기술은 기존 지지체 제작법에 비해 높은 재현성을 가지고 기공구조의 면밀한 제어가 가능하며 이식부위 맞춤형 제작이 가능하다는 장점을 가진다. 인체 대부분의 조직을 재생시키는 데 적용될 수 있는 유망분야이며 아직은 근미래 기술로 분류되나 활발한 연구 활동을 통해 매우 높은 실현 가능성이 예상되고 있다.

3) 세포가 포함된 조직지지체

세포가 포함된 조직지지체는 지지체의 개념보다는 세포 자체를 프린팅하여 3차원 구조체를 제작, 조직재생을 유도하는 개념이다.

4) 바이오 세라믹

바이오 세라믹은 인체 내에 이식되어 단기간 또는 장기간 동안 손상된 인체의 조직이나 기관의 기능을 치료 · 대체 · 회복시키는 데 사용되는 세라믹 소재로 골조직과 화학적으로 유사하거나 우수한 기계적 특성 및 생체친화성으로 경조직 재건이나 재생 분야에 주로 이용되고 있다. 바이오 세라믹은 화학적 조성에 따라 알루미나, 지르코니아, 티타니아, 인산칼슘계 등의 산화물계와 실리카를 포함한 유리계, 카본계로 분류된다.

5) 바이오 잉크

3D 세포 프린팅 기술은 살아있는 세포와 생체적합성 재료를 이용해 실제 조직과 유사한 외형과 구조를 가진 기능성 인공조직을 제작하는 기술이다.

기존에는 실제 장기가 갖고 있는 복잡한 형태를 모사하는 데 한계가 있었으나 2014년 이후 국내 연구진(포스텍)에서 3D 프린팅으로 인체 장기를 만들 수 있는 바이오 잉크를 개발하는데 성공했다. 3D 프린팅 활용 조직재생 분야는 유럽을 중심으로 동물실험을 금지하는 화장품, 의료기기 범위가 확장됨에 따라 미래 유망기술로 주목받는 분야이다.

3 다양한 적용 사례

국내 · 외 의료기기 3D 프린팅 응용 분야는 크게 교육용, 부착형 의료기기, 삽입형 의료기기, 바이오 분야로 구분할 수 있다.

▎의료기기 3D 프린팅 응용 분야

응용 분야	적용 사례
교육용	• 의과대학 해부 실습용 카데바 출력 • 모형을 이용한 수술 실습 • 두개골 모형을 이용한 뇌종양 제거 실습
부착형	• 맞춤형 보청기, 의수, 의족, 부목 • 치아 보철물 제작
삽입형	• 두개골 성형수술 • 생분해성 광대뼈 및 맞춤형 인공 코/인공 턱뼈 제작 • 치과용 맞춤형 임플란트
바이오	• 인공 조직(연골, 피부, 혈관, 근육 등) • 인공 장기(간, 심장 등)

- (교육) 의료기기에 해당하지는 않으나 환자 또는 인체 모형을 3D 프린터로 제작하여 수술 시뮬레이션으로 활용해 수술로 인한 의료사고의 사전예방, 수술시간 단축, 수술 성공률 향상 효과 도출 및 의료 분야 종사자의 교육에 활용됨.
- (부착형 의료기기) 보청기, 부목 분야가 대표적인 의료기기로 3D 프린팅 기술을 활용해 적용되고 있으며, 의료기기 이외에 의수, 의족과 같은 장애인 보장구류, 틀니와 같은 치과용 기공물에도 3D 프린팅 기술이 활용되고 있음.
- (삽입형 의료기기) 인공관절 분야, 골절합용판, 두개골성형재료, 인공안면아래턱뼈, 추간체유합보형재 등 제작에 활용되고 있음.
- (바이오 분야) 조직 · 장기를 생체 적합 소재로 직접 3D 프린팅 하는 기술이 많이 연구되고 있으며, 카네기 멜론대학, 플로리라 대학, 프라운호퍼 연구소 등에서 해당 연구들이 완성단계에 있다.

1) 성형 분야 연구 사례

(1) 인공안면 아래턱뼈, 인공광대뼈 재건

- 기존의 재건 수술은 의사가 대략적인 보형물의 크기를 골라 수술하면서 이를 깎거나 변형하여 덧대는 방식으로 진행되어 수술 후에 얼굴이 울퉁불퉁해지는 등의 부작용이 일어나기도 하였지만, 3D 프린팅은 이 같은 한계를 극복할 수 있으며 원래의 뼈 모양과 거의 일치하는 보형물을 제작할 수 있음. 기존의

모습으로 복원이 가능하며, 환자의 불편함의 최소화 가능하다.

- 서울성모병원 성형외과에서 3D 프린터로 제작한 광대뼈 보형물을 환자에게 이식하는 데 성공한 사례가 있다.

(2) 두개골성형재료

- 세브란스병원 심규원 교수팀은 환자를 촬영한 CT 영상을 이용하여 3D 프린팅하여 환자의 두개골 모형을 티타늄 재질로 출력한 후 수술에 성공함.

(3) 의료용 가이드

- BOS(Balanced Orthognathic Surgery) 디지털 기술을 활용한 대표적인 3D 턱교정수술 시스템이며, 턱 교정 수술의 오차범위를 0.5 mm 내로 줄일 수 있는 시스템임.

(4) 조직재생용 지지체를 이용한 인공 귓바퀴, 귀연골 제작 및 재건 수술

- 강남세브란스병원 성형외과 윤인식 교수는 국내 최초로 3D 프린팅을 이용하여 귓바퀴를 제작하여 귀 재건 수술을 시행함.
- 미국 워싱턴 대학에서는 실제 연골과 가장 가까운 느낌을 재현할 수 있는 재건 수술에 귀 연골 모델의 제작을 위해 3D 프린터로 출력한 후 재건 수술에 사용함.

(5) 안면 복원 수술

- 미국의 NYU Langine Medical Center에서는 화재 진압 과정 중 불의의 사고로 인해 눈꺼풀, 귀, 입술 등 얼굴 대부분의 기관을 잃게 된 소방관의 재건 수술을 위해 CT 검사와 3D 모델링을 거쳐 사고 이전의 얼굴과 가장 흡사하게 복원할 수 있는 데이터를 추출하여 3D 프린터에 입력한 후 기관들을 출력하여 이식함.

(6) 코 복원 수술

- 9살 소년이 전깃줄에 떨어지는 사고로 심한 화상을 입으면서 코가 손실되었는데 3D 프린팅을 활요한 코 재건 수술로 다시 기능을 회복하게 됨.

(7) 바이오 잉크 기반 뼈-연골-지방 제작

- 국내 연구진이 3D 프린터용 바이오 잉크를 개발하여 뼈와 연골, 지방을 찍어

내는데 성공했으며 포스텍 조동우 교수팀은 가톨릭대 의대 이종원, 김성원 교수, 미국 워싱턴대 김덕호 교수 등과 함께 인체 조직과 동일한 성분인 물질을 이용하여 3D 세포 프린터에 적용할 수 있는 바이오 잉크를 개발함.

2) 정형외과/이비인후과/재활의학 분야 연구 사례

● 정형외과

(1) 인공엉덩이관절

- 2013년 10월 방사선사 오왕균 박사의 논문에 따르면 골절 수술전 CT영상을 이용하여 3D 프린터로 환자맞춤형 대퇴골을 제작 후 시뮬레이션을 통해 수술 중 발생할 수 있는 2차적 손상을 방지하고 시간단축 및 보다 정밀한 수술이 가능했다고 보고됨.

(2) 의료용가이드

- 한국과학기술정보연구원과 김윤혁 경희대 교수 연구팀은 공동으로 개발한 맞춤형 수술도구를 이용해 척추경 나사못 고정수술에 성공함.

(3) 부목

- 뼈가 부러졌을 때 사용하는 부목인 캐스트도 3D 프린팅을 통하여 미세한 차이가 반영된 맞춤형 제품으로 제작 가능함

● 내과 및 이비인후과

(1) 청진기

- 전쟁지역의 한 병원에서 청진기가 없어 3D 프린팅을 이용하여 청진기를 제작함. 2.5달러 정도의 저렴한 비용으로 메이저 브랜드의 제품과 비교해 봐도 손색이 없음.

(2) 내시경용 연결기

- 3D 프린터에 생체 적합성 재료와 연질 재료, 컬러 재료, 투명 재료 등을 사용하여 피부 또는 점막에 접촉 가능한 내시경용 캡을 제작함.

(3) 보청기

- 실리콘으로 귀 모양을 본뜬 후 3D 스캐너를 이용하여 귀 모양을 정확하게 인식하고 그 모형에 따라 3D 프린터로 출력하면 맞춤형 보청기가 제작되는 방식으로 수작업과는 달리 3D 프린팅을 이용하여 빠른 시간 내에 보청기를 제작할 수 있으며 대량 생산이 가능하기 때문에 생산비용이 줄어들고 환자 귀 모양의 스캔자료를 보관하여 보청기를 분실하더라도 쉽게 다시 제작이 가능함.

(4) 이 외에도 임플란트, 교정용 브라켓, 치과용보철물, 맞춤형 의수·의족, 무릎 연골, 인공 기도, 생체 삽입 칩 등을 성공함.

DH-54GRM2

AVIEW® Modeler™ 30일 체험판 신청 링크

https://www.corelinesoft.com/contact-demo-kor/

제품선택란에 AVIEW Modeler를 선택해 주시고
메세지란에 위의 고유번호를 입력해 주시기 바랍니다.

의료영상을 이용한 3D 프린팅

3D printing using medical images

2020년 12월 21일 초판 발행

저 자 윤명성 · 김형균 · 오왕균
발행인 윤 진 영
발행처 도서출판 대학서림
주 소 03076 서울시 종로구 혜화로 2길 8
전 화 02) 763-1220, 744-2811
팩 스 02) 744-1210
등 록 1965. 1. 20
번 호 1-88
정 가 28,000원

ISBN 978-89-6940-244-8 93510
www.daihaks.com